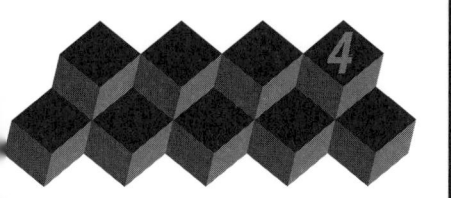

エビデンス・ベイスト
心理療法シリーズ
Advances in Psychotherapy Evidence-Based Practice

貝谷久宣　久保木富房　丹野義彦 [監修]

統合失調症
Schizophrenia

Steven M. Silverstein, William D. Spaulding, Anthony A. Menditto

スティーヴン・M・シルヴァースタイン, ウィリアム・D・スポルディング, アンソニー・A・メンディット [著]

岸本年史 [監訳]

金剛出版

Advances in Psychotherapy — Evidence-Based Practice

Danny Wedding: PhD, MPH, Prof., St. Louis, MO
(Series Editor)
Larry Beutler: PhD, Porf., Palo Alto, CA
Kenneth E. Freedland: PhD, Prof., St. Louis, MO
Linda C. Sobell: PhD, ABPP Prof., Ft. Lauderdale, FL
David A. Wolfe: PhD, Prof., Toronto
(Associate Editors)

このシリーズの基本的な目的は，日常臨床でよくみられる疾患についての実践的でエビデンスに基づく治療の手引きを，「読みやすい」方法で治療者に提供することである。このシリーズの各巻は，日常臨床で専門家が使用できる特定の疾患についての簡潔な「ハウツー」本でもあるし，かつ学生や実践指向型の生涯教育のための理想的な教育資料でもある。

このシリーズは各巻とも同じ構成となっており，日常臨床に関係するすべての側面について簡潔にわかりやすく案内している。表や，囲み記事の形にした「臨床のツボ」，傍注，欄外に記した要旨が理解に役立ち，チェックリストは日々の実践で使用できるツールを提供している。

Schizophrenia
Steven M. Silverstein, William D. Spaulding, Anthony A. Menditto

Copyright©2006 by Hogrefe & Huber Publishers
Japanese translation rights arranged with Hogrefe & Huber Publishers
through Japan UNI Agency, Inc., Tokyo

監修者序文
エビデンス・ベイスド心理療法シリーズ：刊行にあたって

　米国精神医学会の年次総会は精神科医や神経科学者をはじめ，心理士，作業療法士などのパラメディカルスタッフも含めて例年約1万人前後参加する大規模な催しである。私は1988年以来海外特別会員としてほぼ毎年この学会に参加している。それは，この学会は臨床家を育て鍛える種々の機会を与えてくれるからである。まさにアメリカのプラグマチズムを象徴するかのような学会である。精神医学のすべての分野をカバーする何百という数のミーティングや講義が行われる。そのほかに，広大な会場で薬と医療機器の会社をはじめ，精神医学分野の出版社はほとんど参加するイクスヒビションも大きな魅力である。例年私はこの展示場で新しい本を探しまわる。日本にまだ紹介されていない使えそうな情報を収集する。このようにして今までに数冊の本をNPO法人不安・抑うつ臨床研究会のメンバーが中心になって翻訳刊行した。この Advances in Psychotherapy Evidence-Based Practices シリーズは昨年のサン・フランシスコの年次総会で見出した。エビデンスのある心理療法，すなわち認知行動療法の本である。

　本年，厚生労働省はうつ病の認知行動療法を保険適応とした。この数年間マスコミやメンタルヘルス関係では向精神薬療法を悪者の如く扱い，認知行動療法が最上の治療のように取り上げる傾向がある。このような極端な風潮がユーザー側にひろく流布し，軽い気持で認知行動療法を希望して医療機関に数多くの患者が押しかけている。医療機関側も時流に乗り遅れてはならないとにわかに認知行動療法を導入する施設が増えてきた。即席認知行動療法家の誕生である。新しい治療法が始まる場合はこのような状況が生じることは多少とも止むを得ないことではある。願わくば，認知行動療法の専門家が増えて患者側の要求に十分に応えられる体制ができることである。この本のシリーズの監修者3名はその他の有志とともに2006年に東京認知行動療法アカデミーを結成した。年に4回この分野の第一級の講師にお願いしセミナーを開いている。受講生の数は現在までに延べ4,000人以上に達している。このシリーズはこのような精神医療の趨向にかなったものだと思念する。

　このシリーズの総編集はサンフランシスコのアライアント大学カリフォルニア心理学学校のD.ウェディング教授になる。現在までに23巻が刊行され，将来なお11巻が予定されている。このシリーズは米国心理学会の傘下にある米国臨床心理学会の支援のもとに編集発刊されている。各巻の著者は臨床経験豊かなその分野の第一人者である。このシリーズの編集方針は，まず何よりも実務にすぐ利用できる読みやすいコンパクトな本であることである。それ故に，豊富な図表，

臨床のツボ，症例スケッチ，患者教育資料がちりばめられている。そして記載された技法や理論の基礎となる文献が豊富に引用されている。このシリーズの本は，心理療法家の頂上に立つ指導者から裾野で訓練を受けている学生まですべての人の診察室やカウンセリングルームに置かれる価値があると思う。

　このシリーズの翻訳は，3人の監修者で熟慮相談し，各分野の第一人者にお願いした。このシリーズが日本の心理療法家とりわけ認知行動療法家に広く愛読され，多くの患者から苦を取り去り，楽を与え，充実した人生が送られるよう援助していただければ監修者の望外の喜びである。

平成22年庚寅　師走
貝谷久宣
久保木富房
丹野義彦

序　文

　本書は，統合失調症の現在の概念とその治療を概説することを目的としており，そのなかでも特に心理学的治療に焦点を当てている。これは心理学的治療が薬物治療に比肩しうる効果が証明されてきたにも関わらず，卒後教育や医学教育で比較的軽視されているが，この2つの治療法を組み合わせることが最も治療効果が高いからである。

　統合失調症についての書籍を著すについてはいくつかの課題がある。1つは未だ議論があるこの障害の定義である（例えば，最適な考え方は疾患としてか症候群としてなのか，単一疾患であるのか異種性のあるものか，その本態に最も近い症状は何なのか）。別の課題は，現在の時代精神（zeitgeist）下では，統合失調症は脳の疾患だということである。つまり意味するところは，遺伝的または生物学的に規定されたものの発現であるとされていることである。しかしながら，統合失調症にみられる脳の機能不全は，児童虐待，社会的孤立，薬物使用，移民などの慢性的なストレスの結果生じるという最近のエビデンスもある。したがって，統合失調症の構成要素の妥当性が不確かなことやその病因についての最近のエビデンスもあり，我々の本書における一貫したスタンスは次の2つとした。（1）いろいろ示されているが，統合失調症が単一疾患であると正確に証明されるには統合失調症の特質や原因について未解明のことがより多い。（2）脳の生理学的障害としてすべてのケースで薬物療法で治療すると一義的に概念化することは決して最上ではないことがエビデンスとして知られている。

　さて，統合失調症の患者が抗精神病薬を服用することは，糖尿病の患者がインスリンによる治療を受けることと類似していると今日一般的に考えられている。しかし，我々の見解ではこれは正しくなくあまりにも単純化しすぎている。むしろ統合失調症の患者は複合した病態にあり，典型的には脳の異常な活動があり，ストレスに過剰に反応し，そして認知や技能の多面的な障害が，逸脱したコーピングや体験を異常に学習させるのである。それゆえ心理学的治療が，健全な認知や社会技能を回復するのに，また地域社会にその人なりに最大限に生きるために必須である。本書では，このゴールに達するための最も有望であることが示されている心理学的介入について概説する。

　著者らは，本書が，初めて統合失調症について学ぶ学生から，この病態についての現在の治療や概念についてのレビューを求めている熟達した臨床家や研究者など多くの読者に有益であることを希望している。我々の目標は，統合失調症とはなにか，いかに治療されるべきか，という現在進行形の対話に本書が貢献することである。この本が読者に先入観を持たずに統合失調症のエビデンスを手に入

れる動機づけになり，現在の科学的論争および治療の発展のための作業にさらなる貢献をなすべく興味を導くことになることを望んでいる。

謝　辞

　著者らは，本書の著作の機会を与えかつ著述にあたって導きを受けた Danny Wedding に感謝する。Steve Silverstein は，統合失調症およびその治療について教えを受けた，Ray Night, Michael Raulin, Frank Miller, Jim Bowman, Robert Liberman, Chuck Wallace, そして Rich Hunter らの彼の先生，指導者に感謝し，彼の両親および愛情と支えをくれた Lindsay, 彼の励みとなった Cotton に感謝する。Will Spaulding は統合失調症についての過去の仕事で指導を受けた Rue Cromwell と Gordon Paul に感謝するとともに，変わらぬ愛情と，支え，チームワークに対して Mary Sullivan に感謝する。Anthony Menditto は，Gordon Paul, 臨床においてサービスの基準を厳密に作り，重篤な精神障害者のために適切に評価した彼の先駆的な大きな業績に対して，同時に年余にわたって著者らが個別に受けた彼の指導と支援に対して感謝し，また Lynn Geeson と Theresa Menditto とに変わらぬ愛情と支えに感謝する。最後に，著者らは Sarah Berten に，彼女の完璧で卓越した編集に対して，また原稿の校正，参考文献の編集への助力に対して感謝する。

目次　　　　　　　　　　　　　　　　統合失調症

　監修者序文 3
　序　文 5
　謝　辞 6
 9

1　解　説 11
1.1　用　語 11
　　1.1.1　統合失調症 12
　　1.1.2　陽性症状，陰性症状，解体症状 13
　　1.1.3　医療モデル 13
　　1.1.4　精神科リハビリテーション 13
　　1.1.5　リカバリー 14
　　1.1.6　エビデンスに基づいた実践 15
1.2　定　義 15
1.3　疫　学 17
1.4　経過と予後 18
　　1.4.1　短期的予後 18
　　1.4.2　長期的予後 19
1.5　鑑別診断 20
1.6　併存症 23
　　1.6.1　精神医学的状態 23
　　1.6.2　身体的状態 25
1.7　診断方法と考証 26

2　統合失調症の仮説とモデル 27
2.1　遺伝学 27
2.2　ウイルスあるいは免疫仮説 28
2.3　出生時合併症 28
2.4　神経解剖 29
2.5　神経生理学 29
2.6　神経発達 30
2.7　環境要因 31
2.8　物質乱用 32
2.9　認知的要因 32

3　診断と治療 34
3.1　アセスメント 34
　　3.1.1　症状アセスメント 34
　　3.1.2　機能評価 34
　　3.1.3　認知機能評価 36

		3.1.4 動的評価 ……………………………………………………… 38

- 3.2 治療計画 ………………………………………………………………… 38
  - 3.2.1 入院患者 ……………………………………………………………… 39
  - 3.2.2 MFM（マルチモーダル機能モデル）の診断方法の定義 ………… 39
  - 3.2.3 外来患者 ……………………………………………………………… 41

4 治療 …………………………………………………………………………… 42

- 4.1 治療方法 …………………………………………………………………… 42
  - 4.1.1 協調的な精神薬理療法 ……………………………………………… 42
  - 4.1.2 リハビリテーションカウンセリング ……………………………… 43
  - 4.1.3 生活技能訓練 ………………………………………………………… 43
  - 4.1.4 問題解決能力トレーニング ………………………………………… 44
  - 4.1.5 自立生活技能訓練 …………………………………………………… 44
  - 4.1.6 援助付き雇用と職業技能訓練 ……………………………………… 45
  - 4.1.7 疾患・健康マネージメントスキルトレーニング ………………… 47
  - 4.1.8 ピアサポート ………………………………………………………… 48
  - 4.1.9 家族相談，教育，治療 ……………………………………………… 48
  - 4.1.10 契約型マネージメント（危険行動・随伴症のマネージメント） … 49
  - 4.1.11 個人心理療法 ………………………………………………………… 50
  - 4.1.12 住居支援 ……………………………………………………………… 56
  - 4.1.13 サービスの統合と提供に特化したモデル ………………………… 57
- 4.2 行動のメカニズム ………………………………………………………… 61
  - 4.2.1 リカバリーに向けての展望 ………………………………………… 63
- 4.3 効果と予後 ………………………………………………………………… 65
- 4.4 変法，組み合わせ ………………………………………………………… 67
- 4.5 治療を継続する上での問題点 …………………………………………… 68

5 症例スケッチ …………………………………………………………………… 71

6 参考図書 ………………………………………………………………………… 73

7 文献 ……………………………………………………………………………… 75

8 付録：ツールと資料 …………………………………………………………… 95

監訳者あとがき ……………………………………………………………………… 99

エビデンス・ベイスト
心理療法 シリーズ
Advances in Psychotherapy　Evidence-Based Practice

統合失調症
Schizophrenia

1 解　説

1.1　用　語

　統合失調症は重大な精神障害を表す診断用語であり，全世界で人口の約1％が罹患し，現在世界の有病者は2千万人以上いるとされる。典型的には，思春期後期および青年期に診断され，特に適切な治療が受けられない時は，生涯にわたる能力障害に至りうる。米国における全障害者の10％にもあたる人たちが統合失調症と診断されると推定されている（Rupp & Keith, 1993）。統合失調症はメンタルヘルスの全費用の75％，そしてメディケード（訳注：低所得者層対象の公的医療扶助）の医療費の約40％を占めている（Martin & Miller, 1998）。統合失調症と診断された人のうち，わずか10％から30％にあたる人だけがいったんは職に就くが（Attkisson et al., 1992），ほとんどの人が定職を維持することができない（Policy Study Associates, 1989）。統合失調症と診断された人の生活の質（quality of life：QOL）はそうでない人に比べて著明に低いということが研究で一貫して示されてきた（Lehman, Ward, & Linn, 1982）。統合失調症患者の治療にかかる費用は627億ドルと推定される（直接的な治療費や患者や家族などの介護者が欠勤することによる生産性の喪失を含む）（Wu et al., 2005）。

　精神薬理学が進歩したにも関わらず，新しい薬物療法が従来のものよりすぐれた効果があるわけではなく（Lieberman et al., 2005），多くの患者で反応は十分ではなく，再発率は依然として高い（Kane & Marder, 1993）。再発率の高さに対して最も考えられる理由は，精神障害の社会生活や認知上の症状，および病前の発達不全のためであるが，薬物療法は統合失調症の多くの人々が持つ社会的能力障害や生活技能の欠損を解決しないし，することができない。これらの生活技能の欠損が大きな要因となって，多くの患者の高いストレスレベル，貧困なサポートシステム，および再発への高い脆弱性につながると考えられている（Liberman & Corrigan, 1993）。したがって，統合失調症患者には，最適な薬物治療に加え，地域社会でうまく暮らすために求められる生活技能を直接指導するような介入を必要とすることが，一般的に認められている。このことは，（1）精神病症状は治療結果や社会機能を強く予見するものではない（Green, 1996）が，特定の技能の欠損や認知障害の存在はいくつかの領域にわたって予後の低下に関連している（Green, 1996; Green et al., 2000; Presly et al., 1982; Schretlen et al., 2000; Silverstein et al. 1998c），（2）軽快退院の可能性や外来治療プログラムに対するアドヒアランスは社会的かつ順応性のある生活技能の程度によって予測しうる（Kopelowicz et al., 1998; Paul & Lentz, 1977），で示されるような研究によって支持されている。さらに，心理社会的治療と薬理学的治療の組み合せは，薬物療法のみに比べて標準偏差で0.39勝っているという結果を示し，さらに12カ月間の再発率は20％低下したことが106の研究のメタアナリシス（Mojtabi et al., 1998）により示された。

薬物療法は生活やコミュニケーションの技能の障害を解決しない

> 薬物療法のみよりも心理社会的介入も組み入れることで治療効果はより高くなる

本書では，我々は有用な心理アセスメントと統合失調症患者の治療法を通覧し，この分野における将来の発展のための示唆を提供する。まずここで，今日の統合失調症の概念および治療の理解に必要な基本的ないくつかの概念を紹介しよう。

1.1.1 統合失調症

> Eugen Bleuler は統合失調症を一連の疾患の集合体と考えた

「統合失調症」の現在の概念は，「**早発性痴呆（dementia praecox）**」という用語を用いた Emil Kraepelin の業績にその起源がある。20 世紀初頭に，スイスの精神科医 Eugen Bleuler は，基礎となった Kraepelin の「早発性痴呆」という概念を広範に修正した結果，「schizophrenia（訳注：精神分裂病；2002 年に日本では「統合失調症」）とした）」という用語を導入した。不可逆的な進行性の脳疾患とは一致せずに多くの人が回復するようにみえるために，「痴呆」という語は不適切であると Bleuler は論じた。また，診断群において広い個人差があることが，単一疾患ではなく異なる疾患の症候群であることを示唆しているとも述べた。疾患の最も重要な特徴はその発病ではなく，今日我々が認知（cognition）として認識している人間機能の領域における表現の際立った特性であるとした。したがって，彼は思考と感覚の分裂だけではなく，精神機能の分裂をも提唱するために，「分裂した精神」を示すギリシャ語に由来する "schizophrenia" という用語を提言した。"schiz" というギリシャ語が多義にわたって解釈されたことにより，"split personality（分裂したパーソナリティ）" と統合失調症（schizophrenia）との間に関連づけが大衆文化においてなされたことは不幸かつ完全に誤ったことである。

統合失調症は原因が解明されておらず，また異なる臨床症状や転帰があるという点において技術的には 1 つの明確な疾患だとは考えることができない，ということに留意することが重要である。診断基準は，伝統的に，臨床上最も明白であった症状に大部分は基づいているが，その症状は人や時間，同一人物の精神病エピソード間でも非常に変化しやすい。認知や精神生理学的異常などの疾患の病相や状態により明確な特徴的な症状は，APA（American Psychiatric Association：米国精神医学会）や WHO（World Health Organization：世界保健機構）による公的な診断基準として認められていない。「統合失調症」は，Bleuler が示唆するように疾患の「集合体（family）」，つまり，診断基準を構成する症状以外には共通点を持たない疾患の集合体であるかもしれない。統合失調症に特有の症状パターンはない。心理学者が精通している用語のなかで，「統合失調症」は構成概念の妥当性をもたない。社会政策論議や治療の手引でさえより包括的な**重度精神疾患（serious mental illness：SMI）** という用語をますます用いるようになってきているが，それはこの用語が統合失調症や関連のある特定の診断よりも情報価値があり有意義である傾向にあるためである。本書では，診断基準に合う個人に基づく特定の所見に関連して「統合失調症」を用い，「重度精神疾患（SMI）」は，所見がおそらくより広く個々人に一般化される場合に用いられている。

1.1.2 陽性症状，陰性症状，解体症状

統合失調症に特徴的な症状は，しばしば次の3つのカテゴリーの1つに分類される。陽性症状は，正常なものに加わった異常な体験（例えば，存在しない声を聞く，普通でない信念）をあらわす症状である。陰性症状は，正常な体験の欠如（例えば，生活を楽しむ能力の低下，意欲低下，鈍磨した感情）があらわれる症状のことである。解体症状とは，体験や行動が解体化することである（例えば，形式的な思考の障害や合目的的でない活動）。統合失調症では，陰性症状の概念は時に一次的な陰性症状と二次的な陰性症状に分けられる。一次的な陰性症状は，疾患経過を直接反映するものであると考えられている。一方，二次的な症状は，薬物の副作用（例えば鎮静）や他の要因によるものであると考えられている。一次的な陰性徴候を含む持続性の臨床症状は欠陥症候群（deficit syndrome）と称されてきており，これが統合失調症の1つの明確なサブタイプであるというエビデンスがある（Kirkpatric et al., 2001）。陽性・陰性症状の類型論は19世紀のイギリスの神経科医 John Hughlings-Jackson の業績，てんかんのような神経疾患の徴候を彼が概念化したことに基づいている。統合失調症の症状を概念化する異なった捉え方，それは現象学に基づいて Sass と Parnas（2003）によって提供されているが，そのなかでは，症状は単に正常機能に付加されたり欠落したりという形ではみられないとしている。Beck と Recter（2005）は認知論に基づいた症状の見解を提供した。

1.1.3 医療モデル

一般的に用いられる**医療モデル**とは，以下のことを含む仮定の組み合わせのことである。（1）統合失調症は一体化した生物学的疾患である，（2）統合失調症の徴候は治療の最も重要な標的となる，（3）薬物治療が，統合失調症の唯一の治療法でないにしても，主要なものである，（4）精神科医が，中心的な実践家であり，指導者であり，あらゆる治療のスーパーバイザーであり，またそうあるべきである。

1.1.4 精神科リハビリテーション

精神科リハビリテーションは，本書の後半で述べるアセスメントと介入の多くを典型的に結びつけた治療アプローチを指していう。精神科リハビリテーションプログラムの目標は，心理社会的機能を直接的に改善することである。精神科リハビリテーションの基礎となるパラダイムは，伝統的な医療モデルのそれとは異なる。医療モデルは徴候の同定や疾患の症状，医療的介入を通してそれらの除去に焦点を当てるが，リハビリテーションは能力障害の縮小と，対処能力や行動能力を改善するために特別な介入を行うことで個々の環境におけるより効果的な順応を促進することに焦点を当てている。精神科リハビリテーションは，十分な社

会適応は，個人の特徴（例えば症状や認知機能，パーソナリティなど），地域社会に求められる十分な機能，環境のサポートという三要因の機能であるという仮説に基づいている（Wallace, et al., 2000）。したがって，これら三領域のそれぞれがアセスメントと治療の焦点となる。ここ25年間で，精神科リハビリテーションの分野はめざましく発展，拡大してきた。そして統合失調症へのこのアプローチの適応について多くのことが知られるようになっている（Corrigan & Liberman, 1994；Heinssen et al., 2000；Liberman, 1992；Wallace et al., 2000）。このアプローチの報告により，アセスメントと介入が患者の必要性に個々に適合し包括的なサービスが提供される時，機能面での著明な改善が起こりうる，ということが一貫して示されてきた（Liberman et al., 2005）。

> 精神科リハビリテーションのゴールは能力障害を減じることである

1.1.5　リカバリー

リカバリー（回復）は精神科リハビリテーションの中心である。そこでは，障害を克服する過程を指していうが，リカバリーが意味する重要性はそれを越えて拡がっている。リカバリーは，20世紀後半の統合失調症の診断を受けた人々の社会運動と密接に関わっており，彼らは精神科医療の消費者の役割を担い，メンタルヘルス改革を促進するための組織を作った。その状況においては，統合失調症の影響を克服すると同時に，よりよい将来への希望をも含んだ概念である。結果として，リカバリーという意味はきわめて多様なものとなり，科学的概念と利用者中心の概念とのかなりの相互交流や混成化が進んでいる。それにも関わらず，現在使われている概念には，能力障害を克服するという考えと消費者とともにあるいは消費者によって定義される治療目標を含んでおり，多くの語法は「医療モデル」サービスを暗に拒絶している。

> 研究者はリカバリーを症状の治癒とみなしがちだが，統合失調症患者にとっては自己の生活の意味を発見する過程である

リカバリーの科学的概念と利用者中心の概念との2つの主な定義区分は結果と過程の間の特徴を含んでいる。転帰としてのリカバリーは治癒の概念とかなり重複している。つまり，回復した人は，その症状と障害がもはや存在しないか，日常生活に著しい支障のない程度にまで軽減しているとしてみなされる。このように定義すると，リカバリーは容易に操作化することができ，患者を集団として研究を進めることができる。対照的に，過程としてのリカバリーは，回復しつつある人の展望が，精神疾患の影響とは別に人生の意味を再発見することの1つである，ということを意味している。これは，精神科治療提供者と患者との関係の間でのみ生じることではないことを意味している。しかしながら，そのような関係が存在する場合，理想は，医療者と利用者が，クライエント自身の生活を有意義に送れるように援助することを共通の目標として分かち合うことである。つまり，治療は単に，（統合失調症と診断された人にとって）一般的に症状や副作用の減少を意味するという臨床医に規定された目標に焦点を当てたものではない。

1.1.6 エビデンスに基づいた実践

この用語は専門的，科学的なヘルスケア領域における最近の動向のことを指す。それは，臨床的実践は科学的な研究の十分な情報に基づきなされるべきであるという考えを反映している。これは，特に科学的なエビデンスに基づいた診療を求める声が50年以上にわたっていたるところで叫ばれてきた臨床心理学会においては陳腐であるように思われる。しかし，エビデンスに基づいた実践がいかに正確に機能しているかに関する論議は驚くほどある。その考えは，経験的な研究データのみではなく社会的価値や経済的配慮をも組み入れた，**最良の実践（best practices）**でもある。現実の目的として，エビデンスに基づく実践は最良の実践の明確な一領域であり，そこでは個々の臨床的方法が科学的なエビデンスを持つことによって本当の価値を見出すことでもある。

1.2 定 義

統合失調症は，特徴的な徴候や症状の存在を確認すること，これらの徴候の他の潜在的原因を除外すること，そして時間経過とともに機能障害や機能減弱の存在を認めることによって診断される。すべての統合失調症患者に特徴的な単一の徴候や症状は存在しない。統合失調症に類似の徴候が現れうる障害は下記に概説されている。診断基準は本節に含まれている。

現在，統合失調症と診断する診断基準が2組ある。1つは，一般的にDSM-5（APA, 2013）と呼ばれているthe American Psychiatric Associations Diagnostic and Statistical Manual of Mental Disorders, 4th Edition（アメリカ精神医学会『精神障害の診断と統計の手引き第4版』）である。もう一方は，ICD-10こと，the International Classification of diseases, 10th Edition（『国際疾病分類第10版』）である。各システムからの診断基準は，DSM-IVから始まって，下記の表に示されている。

表1　DSM-5 統合失調症の診断基準（アメリカ精神医学会，2013）

A. 特徴的症状：以下のうち2つ（またはそれ以上），それぞれが1カ月の期間（治療が奏功した場合はより短い）にわたり存在する．(1), (2), (3) のいずれか1つは必ず必要である：
   - (1) 妄想
   - (2) 幻覚
   - (3) 解体した会話（例：頻繁な脱線または滅裂）
   - (4) ひどく解体したまたは緊張病性の行動
   - (5) 陰性症状，すなわち感情の平板化，会話の貧困，または意欲の欠如

B. 障害の発症以降の期間の重要な時期で，仕事，対人関係，自己管理などの面で1つ以上の機能が病前の水準より著しく低下している（または，小児期や青年期の発症の場合，期待される対人的，学業的，職業的水準にまで達しない）．

C. 期間：障害の徴候が少なくとも6カ月間持続して存在する．この6カ月の期間には，基準Aを満たす各症状（すなわち，活動期の症状）は少なくとも1カ月（または，治療が奏功した場合はより短い）存在しなければならないが，前駆期または残遺期の症状の存在する期間を含んでもよい．これらの前駆期または残遺期の期間では，障害の徴候は陰

表1 DSM-5 統合失調症の診断基準（アメリカ精神医学会，2013）※（続き）

性症状のみか，もしくは基準Aにあげられた症状の2つまたはそれ以上が弱められた形（例：風変わりな信念，異常な知覚体験）で顕かになることがある。

D. 統合失調感情障害と精神病性の特徴を伴う気分障害が以下の理由から除外されていること。
(1) 活動期の症状と同時に，大うつ病，躁病エピソードが発症していない。
(2) 活動期の症状中に気分のエピソードが発症していた場合，活動期および残遺期の持続期間の合計に比べて短い。

E. 障害は，物質（例：乱用薬物，投薬）または一般身体疾患の直接的生理学的作用によるものではない。

F. 自閉性障害スペクトラムや小児期発症のコミュニケーション障害の既往歴がある場合，統合失調症の付加的診断は，統合失調症の他の症状も認められ，顕著な幻覚や妄想が少なくとも1カ月（または，治療が奏功した場合は，より短い）存在する場合にのみなされる。

※原著はDSM-IVであるが，翻訳時点に発刊されていたDSM-5を訳者が翻訳した。

表2 ICD-10 統合失調症の診断基準（世界保健機構 WHO，1992）

統合失調症の障害は，一般的には，思考と知覚の根本的で独特な歪曲によって，あるいは不適切なあるいは鈍麻した感情によって特徴づけられる。経過中にある程度の認知障害が出現することはあるが，意識の清明さと知的能力は通常保たれる。この障害では，正常な人間が個人・個性・自己方向性といった感覚をもつ最も基本的な機能が障害される。きわめて個人的な思考，感情および行為が，他人に知られたり操られたりしているように感じることがしばしばあり，自然なあるいは超自然的な力が，しばしば奇妙な方法で患者の思考や行為に影響を及ぼすという説明的な妄想が発展することがある。患者がすべてのことが自分を中心に起こると考えていることもある。幻覚，とりわけ幻聴がふつうにみられ，患者の行動や思考に批判を加えることがある。知覚もしばしばさまざまに障害される。色彩や音が過度に生々しく感じられたり，質的に変化して感じられたり，日常的な物事のささいな特徴が，全体や状況よりも重要なものにみえたりすることがある。発病初期には困惑も多くみられ，日常的な状況が，患者にだけ向けられた，特別な意味を，たいていは悪意のある意味をもっているという確信にいたることがしばしばある。特徴的な統合失調症の思考障害では，ある概念全体の中では抹消的で重要でない考えが，正常な合目的な精神活動では抑制されているはずが，前面に出てきて，その状況で重要な関連した適切な考えにとってかわる。このようにして思考は漠然として不可解であいまいなものとなり，言葉で話されても理解できない。思考の流れが途切れたり，それてしまうことがしばしばあり，さらに思考が何かの外からの力により抜かれると感じられることもある。気分は特有の浅薄さ，気まぐれさや不適切さを示す。両価性と意欲障害が緩慢さや拒絶や昏迷として現れる。緊張病性症候群も出現しうる。発病は，重篤な行動障害をともなう急性であったり，奇妙な考えやふるまいが徐々に進行したりする潜行性であることもある。障害の経過も，同じくきわめて多様であり，決して慢性化や荒廃が避けられないわけではない（経過は第5桁の数字で特定される）。症例のうち，文化圏や母集団の違いに応じてさまざまでありうるが，ある割合で完全な，あるいはほぼ完全なリカバリーの転帰をとる。性別では，ほぼ同程度に罹患するが，女性は発病が遅い傾向にある。

厳密な意味での病態特異的な症状は特定できないが，実際的な目的から，上記の諸症状を，診断上に特別な重要性をもち，しばしば同時に生じるものとして，以下のようなグループに分けるのは有用である。

(a) 考想反響，考想吹入あるいは考想奪取，考想伝播
(b) 支配される，影響される，あるいは抵抗できないという妄想で，身体や四肢の運動や特定の思考，行動あるいは感覚に明らかに関連づけられているもの，および妄想知覚。

表2 ICD-10 統合失調症の診断基準（世界保健機構 WHO, 1992）（続き）

(c) 患者の行動にたえず批判を加えたり，仲間たちの間で患者のことを話題にしたりする幻声，あるいは身体のある部分から発せられるという別のタイプの幻声。
(d) 文化的に不適切でまったく不可能である宗教的あるいは政治的な立場，超人的な力や能力といった類のタイプの持続的な妄想（たとえば，天候をコントロールできる，別世界の宇宙人と交信している）
(e) どのような種類であれ，持続的な幻覚があり，明らかな感情的内容をともなわない浮動性の妄想，不完全な妄想，あるいは持続的な支配観念があり，数週間か数カ月間毎日継続的に生じているとき。
(f) 思考の流れに途絶や逸脱があり，その結果，まとまりのない，あるいは関連性を欠いた話し方をしたり，言語新作がみられたりする。
(g) 興奮，常同姿勢またはろう屈症，拒絶症，緘黙，および昏迷などの緊張病性行動。
(h) 著しい無欲，会話の貧困，および情動的反応の鈍麻あるいは不適切さなどの「陰性症状」，これらはふつうには社会的ひきこもりや社会的能力の低下をもたらす。これらは抑うつや向精神薬の投与によるものでないことが明らかでなければならない。
(i) 関心喪失，目的欠如，無為，自分に没頭した態度，および社会的ひきこもりとして明らかになる，個人的行動のいくつかの局面の全般的な質にみられる，著明で一貫した変化。

診断ガイドライン

統合失調症の診断のために通常必要とされるのは，上記の (a) から (d) までに属する中のいずれか少なくとも1つのきわめて明らかな症状（十分に明らかでなければ，ふつう2つ以上であること），あるいは (e) から (h) の中から少なくとも2つからなる症状が，1カ月以上の期間，ほとんどいつもあきらかに存在していなければならない。以上のような症状面での必要条件は満たすが，（治療の有無とは関係なく）持続期間が1カ月に達していないものは，まず急性統合失調症様精神病性障害と診断しておき，さらに症状が長く続くならば統合失調症と再分類すべきである。

後方視的にみると，仕事や社会的活動，身なりと清潔に対する関心の喪失といった症状や行動が，全般性不安，軽度の抑うつおよび物事へのとらわれなどとともに認められる前駆期が，精神病症状の発現に数週または数カ月先行していることが明らかである場合もある。発病の時点を決めることは困難であるので，1カ月間の持続という基準は，上記の特定の症状にだけ適用し，いかなる非精神病的な前駆期にはどのようなものであっても適用しない。

著しい抑うつあるいは躁症状があり，統合失調症の症状が感情障害に先行したことが明らかでないような場合は，統合失調症と診断すべきでない。統合失調症症状と感情障害の症状の両方が同時に進展し，いずれが優勢ともいえないならば，たとえ統合失調症症状それ自体が統合失調症の診断に妥当するものであっても，統合失調感情障害と診断すべきである。明らかな脳疾患が存在する，薬物中毒あるいは薬物からの離脱状態にある場合も，統合失調症と診断すべきではない。

1.3 疫 学

一般人口における統合失調症の罹患率は約 1〜1.5％ であると考えられる。つまり，総人口のほぼ 1〜1.5％ にあたる人が生涯のある時期に DSM か ICD の統合失調症の診断基準にあてはまる。診断はほとんど思春期後期もしくは青年期になされる。比較文化研究によると，1〜1.5％ の割合は文化間でもほぼ一定であることを示唆している。しかしながら，疾患が能力障害や他の機能障害を引き起こす程度である**罹病率**（morbidity）には相違があるかもしれない。より産業的な文化圏で統合失調症の診断基準を満たす人は，そうでない文化圏の人に比べてより重大な障害を受ける可能性がある。

疫学上の結果が，統合失調症はほかならぬ**神経発達障害**であるという見解の発

> 統合失調症の罹病率はすべての文化圏でほぼ同じである
>
> 能力障害の重さの程度は文化圏によりかなり異なる

展に影響を与えてきた。統合失調症の発症率と，出産時の合併症，神経学的微症状（neurological soft sign；特定の神経学的疾患を示さない異常），身体小奇形（例えば，爪床の毛細血管の先天異常），誕生季節（例えば，妊娠の第2トリメスター（妊娠中期）が寒い時期である），妊娠中の環境ストレス（干ばつや飢きん，侵略）のような要因との間の関係様式はすべて，中枢神経系の発達の障害がしばしば病因学的な要因であることを示唆している。異なる文化圏での一定の罹患率もまた共通して基礎をなす生物学的病因のエビデンスとして挙げられている。

1.4　経過と予後

1.4.1　短期的予後

患者と治療側とが協力的であれば短期的予後は良くなる

統合失調症の初期の短期的経過に関するデータは一般的にはネガティブなものとして表現されている。しかしながら，多くのネガティブな結果は治療のノンコンプライアンスか併存する物質乱用の結果である。例えば，Gitlin ら（2001）は，薬物治療を中断した若い統合失調症患者の間で，70％以上の患者が1年目に再発し，90％以上の患者が2年までに再発することを明らかにした。他のデータでは，薬物やアルコールを使用すれば統合失調症においては1〜2年の間に再発率は2倍近くになることが示されている（Maslin, 2003）。

薬物やアルコールの乱用は統合失調症の再発のリスクを倍増する

しかしながら，十分な治療がなされれば，短期間での回復に関するデータはしばしばよりポジティブである。例えば，スタンダードな治療（薬物治療）アルゴリズム研究に登録された統合失調症の初発エピソード患者の研究では，患者の74％が1年以内に全症状の寛解が得られた（Loebel et al., 1992）。同様に，オーストラリアのメルボルンで精神病の若者に特化したクリニックでは，最近精神病症状を発症した若者の91％が，包括型地域生活支援（ACT）や薬物治療，認知行動療法（CBT）を受けた1年後に相対的に完全な寛解状態にあった（Edwards et al., 1998）。カリフォルニア大学ロサンゼルス校退院後外来クリニックの研究では，治療を継続していた最近統合失調症を発症した患者の80％が治療開始1年以内に症状の寛解を果たした（Gitlin et al., 2001）。カナダのノバスコシア州からの同様の研究では，統合失調症の初発エピソードから回復した人の83％は最初の1年以内に再入院せず，83％のうち半分以上の人が，フルタイムもしくはパートタイムでの職に就き，あるいは教育を受けていた（Whitehorn et al., 2004）。最適な治療による確実な結果に関するこれらのデータは，低容量かつ間欠的な服薬方法が再発のリスクを数倍に増やすということを示す従来からの研究結果を反映している（例えば Herz et al., 1991）。

1.4.2 長期的予後

　PaulとLentz（1977）は，退院後のフォローアップで次第に接触を減らしても治療抵抗性と考えられた患者であっても，集中的な生活技能学習に基づく入院治療により治療効果があることを示した。その研究では，社会学習プログラムによる治療を受けた長期入院患者は（従来の管理的な治療では50%であるのに比べて）97%の退院率に達し，適応性，社会性，認知，コミュニケーションの項目においては（他の治療モデルではごくわずかしか改善しなかったのに比べて）1200%の改善が見られ，退院時の抗精神病薬の必要性が，管理的な治療状態では患者の100%であったのに比べ，わずか11%であった。

　他に良好な長期的予後の報告があり，実証例は入院後何年にもわたる患者の追跡調査である。例えば，Huberら（1975）は平均22年の期間を経て502人の追跡調査をした。この研究では，対象者の26%が心理的および社会機能両面において完治しており，31%が著明な改善を示した。こうしたデータにより，Huberらは「統合失調症は緩徐進行性に悪化する疾患ではないようにみえる。発病の20年後や30年後においてさえ，なお完全な治癒，あるいは部分的な回復の可能性がある。」と結論づけた（Huber et al., 1980）。同様の結果はM. Bleuler（1978）の208人の統合失調症患者の追跡調査においてもみられた。アイオワ500研究（Tsuang et al., 1979）では，186人の患者が平均35年後に追跡調査された。これらの患者では，20%が回復し，加えて26%がかなり改善したとみなされ，21%が結婚し，35%が雇用されていた。

　Ciompi（1980）は37年の追跡調査を行い，患者の20.1%が完治し，42.6%が改善し，29.8%が不変，5.9%が初期評価時より機能の低下を認め，1.6%の患者の結果は不明である，と報告した。Hardingら（1987）は，1950年代にバーモント州の州立精神科病院の病棟で治療を受けた269人の患者のコホートを追跡調査した。追跡期間は20年から25年で，全対象者がDSM-Ⅲの診断基準により再診断された。DSM-Ⅲの診断基準による統合失調症患者（N=82）2分の1から3分の2において，長期成績は生産性や社会参加，健康状態，十分な機能といった面でのさまざまな程度の改善によって特徴づけられた（患者の68%が追跡調査で統合失調症の徴候や症状を示さず，45%は精神病症状をまったく示さなかった）。ある追跡調査がこの患者群とメイン州の同等の患者群を比較した。1950年代は，バーモント州は州立病院数減少に関連する包括的な地域社会を基盤にしたリハビリテーションのプログラム化を発展させてきたが，一方メイン州はそういったことは行わず，かわりに薬物治療と入院を中心とするアフターケアサービスに頼り，リハビリテーションの手段はほとんどとらなかった。この研究（DeSisto et al., 1995a; 1995b）では，追跡期間中に，バーモント州の患者はメイン州の対象者より仕事もうまくいき，ほとんど症状も顕れず，よりよい社会適応や全体的に良好な機能を有していた。

統合失調症の長期予後は，患者が適切なサービスを得ることができればかなり良くなる

WHOは，さまざまな先進国や発展途上国における統合失調症の発生数や経過，予後を調査する大研究（Sartorius et al., 1977）を支援した。この患者での2年および5年間の追跡調査結果を調べた研究では，先進国では20％以下であるのに比べて，発展途上国では60％以上が，無症候性であるか，良好に機能している，ということを示した。同じデザインを用いた後の追試研究（Jablensky et al., 1992）でも，同様の結果が見出された。こうしたデータは，統合失調症の経過は患者が生活する環境に大いに影響されるということを示している。

1.5　鑑別診断

統合失調症の全例に共通する単一の特徴がなく，また診断を確定することができる検査がないので，疾患の診断は除外診断によらざるをえない。統合失調症類似の症状を呈しうる他の状態が多数あるため，これはより困難になる。以下の表では，統合失調症の鑑別診断がなされる時，考慮にいれる必要がある疾患をあげている。

これらの表に記載された状態が確信をもって除外され，患者がDSM-5かICD-10によって規定された統合失調症の診断基準を満たす場合は，統合失調症の診断は適切である。初発の精神病エピソードを呈する患者は，統合失調症と他の精神病性疾患とを区別する持続期間の基準のために診断が非常に困難になりうるということに注意しなければならない。つまり，必須の症状を有する患者は，その状態の持続期間が6カ月より短いようであれば統合失調症様障害という診断が下されるべきである。しかし，6カ月を越えれば，その診断は統合失調症に変更される。また，初発の精神病エピソードの間，統合失調症や精神病性の特徴をもつ双極性障害とを区別することもしばしば不可能である。これは，両者が同様の精神病症状を示しうるからであり，併存症（comorbidity）の節でも論じられているように，統合失調症患者における急性の精神病エピソードの間に興奮や気分症状は一般的にみられるものである。そのような場合，治療の反応性やその後の臨床経過についての情報が最終的に確定診断を下すために用いられる。

表3 精神病症状を引き起こしうる一般的な病状

栄養欠乏症候群
ペラグラ
悪性貧血
ビタミンA欠乏
ビタミンD欠乏
マグネシウム欠乏
セレン欠乏
亜鉛欠乏

内分泌疾患
アジソン病
クッシング症候群
副甲状腺機能亢進症
甲状腺機能亢進症
副甲状腺機能低下症
下垂体機能低下症
甲状腺機能低下症

代謝性疾患
副腎脳白質ジストロフィー
副腎脊髄神経障害
ファブリー病
GM2 ガングリオシドーシス
ハルトナップ病
ウィルソン病
MTHFR 欠損によるホモシステイン尿症
異染性白質萎縮症
ポルフィリア

他の中枢神経系疾患
脳血管性障害
頭蓋外傷
ピック病（他の認知症）
歯状核赤核小脳萎縮症
てんかん
家族性基底核石灰化
フリードライヒ失調症
ハンチントン病
尿毒症

感染性疾患
脳嚢胞と脳膿瘍
脳性マラリア
単純ヘルペス性脳炎
他の原因による脳炎
HIV 脳症
プリオン病（例，クロイツフェルト - ヤコブ病）
ライム病
神経梅毒
リウマチ性心内膜炎

自己免疫疾患
アジソン病
多発性硬化症
リウマチ熱／舞踏病
強皮症
全身性エリテマトーデス

染色体異常
脆弱 X 症候群
ヌーナン症候群
口蓋心臓顔面症候群
ターナー症候群
クラインフェルター症候群
XXX 核型
XYY 核型

遅発性水頭症
カルタゲナー症候群
頭蓋内腫瘍
マルキアファーヴァ・ビニャーミ病
眼・皮膚白皮症
サルコイドーシス
シルダー脳硬化症
結節性硬化症

注）H.A. Nasrallah & D.J. Smeltzer(2003). Contemporary diagnosis and management of the patient with schizophrenia. Newtown, PA: Hnadbooks in Health Care. に基づく。

表4 精神病症状を引き起こしうる物質

乱用薬物：中毒期
　アルコール
　アンフェタミン（メタンフェタミン，メチルフェニデートや他の交感神経作動薬を含む）
　大麻（マリファナ，ハシシュ，sensimilla，THC）
　コカイン
　幻覚薬（LSD，メスカリン，ペイヨーテ，MDMA や「エクスタシー」）
　揮発性吸入剤（例，ガソリン，接着剤，シンナー）
　オピオイド
　PCP と他の NMDA 受容体拮抗薬（例，ケタミン，シクロヘキサミン）
　鎮静薬，催眠薬，抗不安薬（例，バルビツレート，ベンゾジアゼピン，カルバメート）

乱用薬物：離脱期
　アルコール
　鎮静薬，催眠薬，抗不安薬

治療薬
　抗生剤（例，プロカインペニシリン，セファロスポリン）
　抗コリン薬（例，アトロピン，ベンズトロピン）
　抗痙攣薬（例，フェニトイン，エトスクシミド）
　抗うつ薬
　降圧薬（例，メチルドパ，ヒドララジン）
　抗マラリア薬
　抗結核薬
　抗ウイルス薬（例，アシクロビル，インターフェロン）
　食欲抑制薬（例，ジエチルプロピオン，フェンテルミン）
　ベンゾジアゼピンと同様の催眠薬
　心臓作用薬（例，ジギタリス，プロカインアミド）
　ドパミン作動薬（例，レボドパ，アマンタジン，ブロモクロプチン）
　内分泌作用薬（例，コルチコステロイド，甲状腺ホルモン，クロミフェン）
　非ステロイド性抗炎症薬（例，スリンダク，インドメタシン，イブプロフェン）
　精神刺激薬と交感神経作動薬
　呼吸器作用薬（例，アルブテロール，エフェドリン，プソイドエフェドリン）
　他の治療薬（例，アスパラギン酸，バクロフェン，シメチジン，シクロスポリン，ジスルフィラム，メチセルジド，ペンタゾシン）

毒素
　ヒ素
　ビスマス
　臭素
　一酸化炭素
　銅
　マグネシウム
　マンガン
　水銀
　タリウム

注）H.A. Nasrallah & D.J. Smeltzer(2003). Contemporary diagnosis and management of the patient with schizophrenia. Newtown, PA: Hnadbooks in Health Care. に基づく。

表5　精神病症状を引き起こしうる他の精神疾患

精神病性疾患
　短期精神病性障害（疾病の持続期間によって統合失調症と区別される）
　統合失調型障害（疾病の持続期間によって統合失調症と区別される）
　妄想性障害
　統合失調感情障害
　感応精神病（二人組精神病）
　特定不能の精神病性障害

気分障害
　大うつ病性障害
　双極性障害

パーソナリティ障害
　境界性パーソナリティ障害
　統合失調型パーソナリティ障害

解離性障害
　多重性人格障害

他の疾患
　外傷後ストレス障害（特に幻覚）
　広汎性発達障害（特に解体思考）

1.6　併存症

　統合失調症と診断された人は，精神病症状に加えてしばしば他の精神医学的および身体的困難を抱えている。本節では，よく見受けられ治療の目標としなければならない精神状態や問題点を概説しよう。これについて，統合失調症患者によくみられる医学的問題を考察する。

1.6.1　精神医学的状態

うつ病と自殺

　うつ病は通常，統合失調症に併存するが，とりわけ自分に起こっていることが病気であると気づいた患者に併存する。統合失調症と診断された人における大うつ病の生涯罹患率は典型的には患者の25から33％の範囲であり，80％もの高率であると報告している研究もある。病期中のある時点で抑うつ症状の基準を満たす統合失調症患者の割合の推定は，入院患者では10％，外来患者では50％もの高率であると報告されてきた（Kirkpatrick & Tek, 2005）。

　自殺は統合失調症において重要な問題である。統合失調症患者の生涯における自殺企図の頻度は，20から50％にわたり，多数の研究において，統合失調症と診断された人の10％近くが自殺すると報告されてきた。統合失調症における自殺は，命令性の幻聴を含むさまざまな原因があるが，うつは一般的に主な促進要

> 統合失調症患者の20～50％に自殺企図があり，約10％は自殺する

因であると認められている。

物質乱用

　統合失調症と診断された人は，一般人口に比べてより多くたばこやアルコール，ストリートドラッグを乱用すると報告されてきた（McCreadie, 2002）。いくつかの研究では推定喫煙率は90％もの高率であるとしている。この喫煙率の高さを説明するのにさまざまな理論が提唱されてきた。そのなかには，喫煙が抗精神病薬の血中濃度を50％程度にまで下げることによって副作用を減少させることや患者にコリン系の異常がある場合，ニコチン性のコリン受容体を刺激することで認知機能を改善させるということが含まれる。

　統合失調症患者において他の薬物使用率は50％近いことを多数の研究やレビューが示唆している。驚くべきことに，マリファナやコカインに加えて，LSDのような幻覚剤が一般に使用されている。統合失調症と診断された人のストリートドラッグの使用は，こうした薬物が精神病症状の割合を増加させ，再発や再入院につながるので，重大な治療目標である。同様のことがアルコール常用にもあてはまり，生涯のある一時点で20％近い割合で，生涯では統合失調症患者の40％で見られることをそれに関する研究が示している（Kirkpatrick & Tek, 2005）。

反復行動

　過剰な飲水に関わる状態である多飲症は入院患者にしばしば認められ，いくつかの研究では25％もの高率であると報告されている。電解質異常，およびそれによって精神状態の変化（水中毒）や不整脈といった他の問題を引き起こし，死に至ることもあるため，これは危険な状態である。重症患者で認められる可能性がある他の反復行動には，異食，大食，物のためこみが含まれる。

強迫症状

　強迫症状は，一般人口より統合失調症患者でより高頻度にみられる。それは15から25％と推定され，強迫性障害の併存は若干低く見積もられている（Tibbo & Warneke, 1999）。統合失調症において強迫症状の存在は通常予後不良の指標である。統合失調症に強迫症状が併存すれば基底核を含む脳機能の障害を反映しているのだろう。

不安症状と不安障害

　多くの統合失調症患者において，初発の精神病エピソードの間および長期にわたって，不安は重要な臨床上の問題であるということが，近年の研究により示唆されている。不安の問題は全般性不安として，あるいははっきりと区別されるパニック発作として起こりうる。不安が臨床的には精神病症状と無関係にみえる例があるかもしれないが，別の例では，それは，命令幻覚の聴取や精神病症状の過去の体験（例，精神病症状の体験によって起こるPTSDの形式）の結果であることもある。

学習障害

　学習障害の人々での統合失調症の生涯有病率は3％から12％であると推定されてきた（Heaton-Ward, 1977；Parson et al., 1984）。これは，一貫して約1％だと推定されてきた一般人口における統合失調症の有病率に比べて著明に高い。両疾患と診断された患者は，統合失調症のみの患者と比べると，陰性症状，エピソード記憶の欠損，神経学的微症状，てんかんの率が高く，より多くの地域社会における援助を受けていることがわかってきている（Doody et al., 1998）。構造的MRIのデータにより，両疾患を有する人の脳は統合失調症のみの人の脳と類似しているということが示されている。統合失調症と学習障害との併存は，一般的に統合失調症と関連する認知機能低下のアーチファクトであるとは考えられておらず，むしろ，先行する学習障害の存在が統合失調症の一群の特徴である。（Condray, 2005）。両疾患に関わる共通のメカニズムの存在の仮説は，学習障害（読語障害）は視覚と関係する外側膝状体の大細胞系の異常（Vidyasagar, 2001）と，そして情報の統合（Simmers & Bex, 2001）とに関係しているとのデータにより支持されているが，学習障害と情報の統合の障害との共通するメカニズムとして統合失調症にみられる逆方向マスキング（訳注：マスキング；刺激の存在がほかの刺激に妨害される現象）の欠損や知覚構成の欠損が言われてきている（Keri et al., 2005；Silverstein et al., 2000；次の文献参照：Silverstein & Palumbo, 1995, a discussion of similarities between schizophrenia and some forms of nonverbal learning disabilities.）。

1.6.2　身体的状態

　統合失調症患者では一般人口の期待値の約1.5倍の割合で自然死する。これは，貧困な居住区に住むこと，ヘルスケアへのアクセスの少ないこと，ヘルスケアを求める動機が少ないこと，低栄養，たばこやアルコール，薬物乱用の影響といったさまざまな要因から生じる不十分なヘルスケアによるものと考えられている。統合失調症で高い喫煙率と直接的に関わる1つの状態は慢性閉塞性肺疾患（COPD）である。薬物使用に関わる二次的状態，すなわち薬物使用による自己決定の障害が結果として，HIV感染の増加を起こしている。ある身体的状態は第二世代抗精神病薬の服用の結果出現している。これらの薬物を服用すると多くの患者が著明な体重増加を経験する（例，オランザピンでは平均30ポンド（約13.5kg）の増加）。この肥満が，その後，睡眠時無呼吸や心血管系の問題，糖尿病といった他の医学的問題を引き起こすこととなる。糖尿病のいくつかの例では薬物治療自体の直接的な結果であるかもしれないが，一般的に多くの例では体重増加に次ぐ二次的なものであると認められている。第一世代抗精神病薬に起因する合併症には，遅発性ジスキネジア（筋の不随意運動で，しばしば舌や顔面にみられる）やジストニア，筋強剛，アカシジア（じっとしていられない落ち着きのなさ）が含まれる。1970年代と1980年代には，高用量で薬物治療を開始する方法（急速鎮静療法（rapid neuroleptization））が死亡率が高く重篤な状態となる悪性症候群（Neuroleptic Malignant Syndrome：NMS）を多く引き起こした。NMSは

発熱や筋強剛，精神状態の変容，自律神経機能障害が特徴である。

1.7　診断方法と考証

　統合失調症を診断するために用いられる単一の検査は存在しない。上記のような精神症状は，他の精神疾患や全身性疾患でも認められる。精神症状や行動障害，機能障害の他の原因を除外し，DSM-Ⅳの診断基準を満たすことを確認することによって統合失調症の診断はなされる。それでもなお，統合失調症は不均一な疾患であり，同じ段階にある（後述の治療プランの項を参照）患者でさえ，著しく異なる症状や不適応行動，さまざまな程度の機能障害を呈しうる。実際の臨床において最も重要なことは，症状や障害の性質や重症度を記述し，終始，治療反応における変化の程度を体系的に評価し，その後，仮説を立てながら治療を修正していくことである。後述の評価の節（3.1節）では，症状や認知機能障害，行動障害，機能障害を評価する多くの方法が，現在最先端と考えられているものに重点をおいて述べられている。これらの尺度があるにも関わらず，それらは臨床研究の場面を除いて標準的な基準として通常あまり用いられない。しかし，患者にみられる所見の定期的な評価や検討が回復指向型の治療（recovery-oriented care）の本質である多職種協働的なアプローチの基盤を構成しうる。

2 統合失調症の仮説とモデル

　統合失調症の病因は未だに知られていない。しかし，いくつかの現象がこの障害に一貫して認められ，いくつかの主要な仮説はこれらの現象に基づいている。今日，主要な原因として生物学的要因を仮定する仮説が広く受け入れられている。しかしながら，近年のエビデンスでは，心理的ネグレクトやトラウマ，そして他の環境要因が統合失調症の発症に大きく関わっているということが指摘されている。

　したがって，疑わしい一次的な生物学的要因と脳の発達や機能に変化を与え，遺伝子発現に変化を与える環境要因も同様に説明しうる洗練された仮説が必要とされる。

　結局のところ，統合失調症のいずれの包括的な仮説も統合失調症にみられる徴候や症状，能力障害を説明するうえで心理学的，生物学的要因などを統合することが必要である。以下に，統合失調症の病因の主要な仮説を紹介する。

2.1　遺伝学

　親が統合失調症の場合，子がその障害に罹るリスクが1％から約10％に上がることが今や明らかである。一卵性双生児の一方が統合失調症であれば，危険率は約50％に増加する。統合失調症の人が家族にいれば統合失調症型パーソナリティ障害の率が増加することもデータにより示されている。統合失調症は多因子遺伝によって引き起こされることを示しており，そしてすべてではないが，多因子のうちいくつかが遺伝すると，統合失調症の状態がより重篤でないことも示されている。現在まで，8個の染色体の部位が統合失調症のリスクの増加に関連するとされてきた（訳注：2013年時点においては全ゲノムにわたる網羅的解析の結果，統合失調症に関連する座位は62個同定されており，今後もその数は増えていく見込みである）。

> 主要な仮説である生物学的要因の仮説は，遺伝要因，ウィルス感染，出生時合併症，神経解剖学的要因，神経発達についてのエビデンスがある

　統合失調症における遺伝子の役割の異なる見解がTienariやWynneらによって提唱されてきた。この見解では，統合失調症の責任遺伝子は，脳発達における正常な可塑性をより大きなものにする。この見解は，統合失調症の遺伝的リスクと統合失調症の母をもち，養子に出された子どもが育てられた家庭環境のタイプとの相互作用を調査したデータに基づいている。縦断的なフィンランドの養子研究のデータは，ストレス・レベルが高くコミュニケーションの乏しい無秩序な家庭環境で育ったアト・リスク（at-risk）な子どもは，他のアト・リスクな子どもより高率で統合失調症が発症することを示唆している。しかし，良好なコミュニケーション・スキルを持つ恵まれた家庭で育ったアト・リスクな子どもたちは統合失調症の発症が一般人口よりも低率であり，こうした子どもたちの多くはひと

> 双生児の一方が統合失調症であれば，もう一方が統合失調症を発症するリスクは50％である

つの分野，あるいはより多くの分野で特に才能が豊かであった。フィンランドの養子研究のデータは，統合失調症の子どもたちの間における過剰な皮質の可塑性に関する Bender らによる初期の仮説と一致する。

2.2　ウイルスあるいは免疫仮説

　ウイルスや免疫系についての，強力かつ一貫したエビデンスがないにも関わらず，統合失調症のウイルスや免疫仮説は関心を持たれている。現在，6つの仮説が積極的に検証されている（Buchanan & Carpenter, 2005）。その1つは，レトロウィルス感染であり，それは人のゲノムの一部となり，遺伝子発現（そして子どもの遺伝子発現）を変化させる。死後脳研究では，死後脳のレトロウィルスの活性はあるが，生体では活発な活動のエビデンスは見つかっていない。2つ目の説は，脳の活動性のウィルス感染である。脳を攻撃するウィルスは，感染直後か，または数十年後かに，精神変調を引き起こすことが知られている。しかしながら，ウィルス感染の直接の証拠は，統合失調症患者に一貫して認められていない。これと関連する仮説は，ウィルス感染は人生のかなり早期に起こり，ウィルスが後年もはや存在しないとしても，統合失調症発症の脆弱性となる脳変化を作り出すというものである。この仮説は，統合失調症の神経発達仮説と一致するが，現在のところこれを支持するエビデンスは少ない。ウィルス仮説のうちでおそらく最も強いエビデンスを持つ説は，妊娠中に母がウイルス感染に曝露するというものである。つまり，妊娠の第2トリメスターの期間にインフルエンザウィルスに罹患して治療を受けた母親の子どもに統合失調症の割合が高いことを指摘する報告がいくつかある（Mednick et al., 1994）。残りの2つのウイルス説は，免疫系機能の問題である。1つは，ウィルス感染に対する異常な免疫反応が脳組織や機能の変化をもたらし，それが精神病理的な症状に至るとするものである。2つ目は，ウィルスが自己免疫性疾患の原因となり，免疫系が自らの組織を破壊しはじめる。類似しているが，ウィルス仮説以外でも，統合失調症は脳を含む自己免疫性疾患の一形態であるとするものもある。

2.3　出生時合併症

　出生時合併症が統合失調症の発症に関わっているという重大なエビデンスがある。方法論は異なるが，いくつかの研究は以下のことを示している。3つのタイプの合併症が障害の発症率の増加に関わっている。妊娠合併症（例えば，出血やRh型不適合），分娩合併症（例えば，低酸素症），およびまたは，胎児の発達異常（例えば，低出生体重や頭囲の減少）である（Buchanan & Carpenter, 2005）。これらの合併症の原因はあまり明らかではなく，遺伝的要因がどの程度関わっているのか，または異常な発達要因によってどの程度原因となるかはわかっていない。

2.4 神経解剖

統合失調症の症状群を脳構造に1つの局在をもとめる過去の仮説は，領域間の相互作用に焦点を当てた仮説に置き換えられてきた。これらの仮説において最も関係のある領域は，前頭葉，側頭葉，そして大脳基底核である。最近の研究はまた，小脳や視床，海馬が重要な役割を果たしていることも示唆している。これらの見解をそれぞれ支持するエビデンスがある。例えば，大脳辺縁系回路における前頭前野からの抑制の減少が，幻覚のような現象の出現の原因となりうる。前頭部低活性は陰性症状の原因にもなりうる。精神活動の統合の障害に注目した仮説は，視床活動の変化に焦点を当てている。同様に，小脳機能の変化は，情報の統合の減少に関わっている不完全な時間的情報伝達の原因になりえる。Andreasenら（1998）は，統合失調症は，皮質，視床，小脳を含む経路やフィードバックループにおける障害が関わっていると仮定した。この仮説は，特異性を欠き綿密に検討されてはいないが，統合失調症における一連の症状と認知欠損を説明することができる。海馬は統合失調症の発達障害仮説において関係があるとされてきた（Walker & DiForio, 1997）。特に，ストレスの増加でコルチゾールの増加を引き起こす一連の反応が起こるが，それが慢性的に起これば，海馬に損傷を与える可能性がある。海馬の損傷は，統合失調症に一般的な症状（Sass, 1992）の，記憶の分離（幻覚として記憶痕跡を経験することも含まれるかもしれない）や，自己の経験の変容（Read et al., 2001, 2005；Danion et al., 1999）を含むさまざまな精神病徴候に関係している。

最近の見解では，統合失調症は皮質全域にわたって見出される神経結合やコミュニケーション（すなわち，「認知的協応」）に基本的な障害を有すると仮定されている（Phillips & Silverstein, 2003）。これにおいて考えられる1つの原因は，NMDA受容体の機能低下であり，過去の経験に基づいた神経統合の修正に関係している。しかしながら，認知的協応の減弱は思春期におけるニューロンの過度のプルーニング（刈り込み）のような要因によっても起こりえる。統合失調症が認知的協応とその神経基盤の広範囲にわたる障害に関係しているという仮説は，減弱した刺激機構のさまざまな形（例えば，視覚や聴覚の認知機構，記憶機構，思考や言語機構）やこれらの障害間に有意な相関関係があることによって支持されている（レビュー：Uhlhaas & Silverstein, 2005）。

> NMDA受容体の機能低下があると記憶やそのほかの脈絡のある情報による感覚入力の調節が不十分になる

2.5 神経生理学

統合失調症のもっとも有力な神経生理学的仮説はドーパミン仮説である。（1）脳内のドーパミン（dopamine）を増加させることで知られているアンフェタミン（amphetamine），コカイン（cocaine）そして他の薬物を乱用した人に精神病症状が出現すること，（2）Lドーパ（L-dopa）やドーパミン前駆物質を過量に服用しているパーキンソン病患者における精神病症状が出現すること，（3）陽性症状の抑制に抗精神病薬による薬物治療が強力な効果があること，これらの薬物は実験的にドーパミン受容体をブロックすること，などの一連のエビデンスから生

じた。しかし，この一貫したエビデンスの一方で，ドーパミン仮説は，患者の髄液のドーパミン代謝を調べる研究や死後脳研究から強く支持を受けてこなかったのは，このような生体サンプルを用いた統合失調症研究における方法論的に大きな困難さによるであろう。

より最近の統合失調症の仮説は，グルタミン酸受容体のうちNMDA受容体の機能低下仮説であり，グルタミン酸NMDA型受容体は経験依存性の順応 (Javitt & Zukin, 1991；Olney & Faeber, 1995) と錐体細胞間の連結に関わり，また変化したGABA系ニューロンの活動にも関わっている。グルタミン酸 (glutamic acid) は脳内の主要な興奮性の神経伝達物質であるが，抑制性の神経伝達物質であるGABAは介在ニューロンの抑制系の活動に重要であり，その介在ニューロンは錐体細胞に働いて経験依存性順応を促進する。NMDAとGABAにおける変化は，前述の統合失調症における広範な認知的協応の障害の基盤をなすと考えられている (Phillips & Silverstein, 2003)。

統合失調症に関係する他の神経伝達物質はセロトニンである。1950年代と1960年代に，LSD，メスカリン (mescaline) や他のセロトニン活性を増加させることが知られている薬物の投与後に出現する精神病症状に関する調査研究や臨床的な観察は，セロトニンと統合失調症との関連を示唆した。しかし，統合失調症の精神病症状を軽減させることで知られるクロザピン (clozapine) などのいくつかの薬物は，実際は脳内でセロトニンを増やすことによって作用する。

単一の神経伝達物質系を理解しようととするよりも，むしろ神経伝達物質系間の相互作用が統合失調症を理解するうえで重要であろうことがますます認識されている。例えば，フェンサイクリジン (PCP：phencyclidine) やケタミン (ketamine) の投与はNMDA受容体の遮断を導くが，また，前頭前野のドーパミンのターンオーバーを増加させ，両者が統合失調症と関連する。統合失調症の精神薬理学の新たな発展はまた多数の神経伝達物質系に焦点を当てることとなった。したがって，第一世代抗精神病薬の薬物療法 (例，ハロペリドール (haloperidol) やクロルプロマジン (chlorpromazine)) はドーパミン受容体を遮断する能力のために選択されたが，新薬の開発は，しばしばドーパミンやグルタミン酸，セロトニン，ノルエピネフリン (norepinephrine) などを含めた多数の系をしばしば標的にしている (「4.2 作用メカニズム」参照)。

2.6 神経発達

将来に統合失調症を発症する人はしばしば乳幼児期に神経運動発達の異常がみられる

神経発達仮説では，統合失調症を発達のそれぞれの段階においてさまざまな神経病理の出現で，生涯を通した異常が関わっている疾患とみなしている。統合失調症の神経発達の見地からの直接的な証拠はFish (1987) とWalker (1994) の研究に由来する。これらの研究で，Fishらはハイリスクな子どもたちにおいて多くの発達異常を同定し，それらをまとめて広範な成長異常 (pandysmaturation) と名づけた。同様にWalkerらは，後に統合失調症を発症した子どもにおける運動や姿勢調節活動の異常を同定した。このことから，人生後期に運動異常が増加する一方で陽性症状が軽減するというエビデンスとともに，統合失調症は，発達

のある時期に代謝が最も活発な脳領域で顕在化するという仮説を導いた。

2.7 環境要因

　最近の研究はさまざまな環境ストレスや心的外傷が将来の統合失調症の罹患率を上昇させることを示している。多数のエビデンスで，幼少時のネグレクトや外傷体験が後の統合失調症のリスクを上げることが示唆されている。これらのエビデンスには，幼少時の虐待が成人での統合失調症の出現の増加に関連しており，また，統合失調症の患者ではネグレクトや身体的，性的虐待の既往が高頻度であることが含まれている。(Read & Argyle, 1999；Read et al., 2005)。また，統合失調症患者では，重度の虐待が病前の機能低下およびある特定の領域での認知機能の低下と関係している (Schenkel et al., 2005)。Read ら (2005) は，虐待によって引き起こされるストレスが海馬の損傷につながり，それが虐待経験の記憶の脱文脈化をもたらすことがあり，その結果，幻覚を体験するとしている。このことは，他の中枢神経系の変化に加えて，環境を媒介した生物学的障害素因を構成しうる。

　都市部での出生，生育，地方から都市への移住もまた，統合失調症のリスクの増加に強く関連する (Pedersen et al., 2001)。薬物使用の増加や精神病の人が都市部に集まるということでは説明がつかない。統合失調症の発症についての都市環境の影響は，ウィルスへの曝露による可能性が注目されている。この仮説の証拠は強くはないが，ウイルスへの暴露やトキソプラズマ原虫の感染がリスクを増加させる可能性がある (Yolken et al., 2001)。

　統合失調症に関連するさらなる環境要因は国際間の移住である。多くの研究や最近のメタアナリシスやレビュー (Cantor-Graae & Selten, 2005) によって，新たな国への移住が統合失調症の発症のリスクを上げるという強いエビデンスがある。発展途上国から先進国に移住してきた人たち特に黒色人種に多い。移住してきた住民では，彼らの出身地の住民に比べて統合失調症の割合は有意に高い。さらに，通常はその国においてマイノリティとされる有色人種の住民が多数を形成する地区においては，その有色人種における統合失調症の発症率はむしろ低い。このことは，標本のセレクションバイアスによるものではない，つまり統合失調症によりかかりやすい人がより移住しやすいのではないことを示している。

　Cantor-Graae と Selten (2005) は，恵まれない少数派や異邦人であるということに関連した長期間の社会的挫折やストレスが，統合失調症の原因となるメカニズムである可能性があると示した (文献参照，van Os et al., 1996)。この証拠の1つに，社会的挫折が，統合失調症と関わりの強い側坐核や前頭前野のような領域でのドーパミン濃度の増加につながるという動物研究がある。社会的挫折だけでは統合失調症の十分な原因になりそうになく，他の要因と相互作用することによりリスクを高める。前述の通り，慢性的なストレスは，統合失調症に関与する海馬や他の脳領域における解剖学的な変化をもたらしうる。こうして，虐待のような慢性的な重度のストレスは，他の心理的，生物学的要因と組み合わさって，統合失調症の発現を促進する生物学的変化を引き起こすのであろう。

> 環境のストレス（例えば，都市部での出生，虐待）が脳機能の変化をおこし，統合失調症の素因となる

2.8 物質乱用

1987年に，Andreassonらは，大麻使用と後の統合失調症発症との用量反応性の関係を示した。最近では，症状を体験した人が自己治療と称して大麻を使用することに加えて，大麻の使用が実際に統合失調症の発症の促進因子になる可能性に新たに関心が持たれている。最近の報告のメタ解析（Henquet et al., 2005）では，大麻使用により統合失調症発症のリスクが2倍以上になることが示された。これらの報告は，社会背景や他の薬物使用の有無，偶発的な大麻使用でなくて自己治療のための精神症状の存在の有無などでは説明されない。ニュージーランドの出生コホート（Arseneault et al., 2002）のデータを用いたCaspiらの最近の研究（2005）では，大麻は統合失調症のリスクを増加させるカテコール-O-メチル基転移酵素（catechol-O-methyltranseferase：COMT）遺伝子と相互作用することを立証した。特に，COMTのバリン（valine）対立遺伝子を同型で持つ人々は，思春期に大麻に曝露されると後に精神病症状を示しやすく，統合失調症様にもっとも発展しやすい。しかし，この関連性は，COMTのメチオニン（methionine）対立遺伝子を同型で持つ大麻の使用者では認められなかった。さらに，大麻使用それ自体もどのCOMT対立遺伝子と関連しておらず，対立遺伝子は大麻使用の増加と関連しなかった。これらの相互の影響は重要で，統合失調症の生物学的，行動学的仮説を統合するものであり，重要である。

2.9 認知的要因

> 統合失調症の認知についての仮説は，プロセシングの緩慢さ，プロセシングの容量の減少，選択的注意の障害，認知的協応と文脈的プロセシング能力の減弱についてである

統合失調症における認知障害の最近の仮説で大変有力なものの多くは，認知のさまざまな障害を1つの基盤となる障害で説明しようとしている。例えば，CarrとWale（1986）は，統合失調症における知覚組織化の障害は，視覚，聴覚，記憶，思考，運動能力などを含むさまざまな領域で起こると述べた。このことが，統合失調症は前注意刺激における広範囲な障害によって特徴づけられるという仮説につながる。同様の仮説がPhillipsとSilverstein（2003）により提唱された。彼らは神経生物学的および計算論的に，刺激のプロセシング（処理）を修正するため，文脈情報を用いる能力に基づいた基礎的な皮質のプロセシングアルゴリズムがあるというエビデンスを示した（Phillips & Singer, 1997）。この仮説はまた，統合失調症における刺激組織化の欠損や思考障害と概念統合障害との関連性についての広範なエビデンスから，空間的，時間的両プロセシングを含む認知的協応における全体的な欠損を仮定している。NMDA受容体の機能低下による二次的な錐体細胞間の相互作用の低下で認知障害を説明するこの仮説は，この統合失調症にみられる一連の認知機能や生活能力障害を説明するものである。

統合失調症における文脈的プロセシング障害のもう1つの見解が，CohenとServan-Schreiber（1992）によって提唱された。彼らは，作業記憶の一面として文脈的プロセシングに焦点を当て，単一の欠損により，統合失調症の患者がいくつかの課題を同時に遂行できない困難さを説明できることを示した。この欠損の基盤が背外側前頭前野におけるドーパミン活性の減少にあると考えられた。作業

記憶課題を用いた実証的な研究が，当初の説（例えば，Cohen et al., 1999）を支持してきた。初めは，文脈的プロセシングの欠損が陰性症状と関係するだろうと仮定されてきたが，PhillipsとSilversteinの仮説（2003）が予測したとおり，それは解体症状と最も関わりがあることが研究により示された。この仮説は，統合失調症患者にみられる作業記憶（例えば，時間的プロセシング）の障害のより明確な説明として有力である。しかし，統合失調症に一貫して確認されてきた空間的文脈的プロセシングの障害を説明することはできない（Uhlhaas & Silverstein, 2005）。

　統合失調症の核となる認知障害の解明を試みる仮説に加えて，臨床的な機能低下をひき起こす認知障害とストレスとの相互作用に注目している研究者もいる。Greenら（2000）は，予後の特異的認知的予測因子についての豊富な所見に基づいて，統合失調症における認知障害と機能障害との関連のいくつかの潜在的なモデルを論じた。BeckとRector（2005）は，症状が発症し持続するなかで，自己や他者についての歪んだ概念を持つことの意味を強調している。これらの試みの重要な点は，認知障害は，いまや，機能の多くの領域に影響を及ぼし，さらに能力障害のタイプや重症度に関わる統合失調症の中核の特徴として考えられていることである。そのため，統合失調症における認知障害のタイプとこの認知障害がほかの側面に影響を及ぼす役割を理解することは，統合失調症の理解を深めるとともにより効果的な治療の発展の助けにもなりうる。

3 診断と治療

3.1 アセスメント

3.1.1 症状アセスメント

> 評価で重要な領域は，症状，認知機能，社会的機能および生活技能である

包括的な統合失調症の評価は，常に全ての症状の評価がなされるべきである。症状の頻度や程度を注意深く記述することで，症状の軽減を目標とした薬理学的，行動学的治療法の選択を導くことができる（Haddock et al., 1994；Schwarzkopf, Crilly & Silverstein, 1999；Spaulding et al., 1986）。しかし，症状の治療反応性は，他の治療が標的とする反応性とは相対的に独立していることに注意するのは重要である（Carpenter et al., 1976；Wallace et al., 2000）。したがって，症状のアセスメントだけでは，治療戦略のアセスメントとしては不十分であり，それは隠されている能力障害の分野（例えば，社会的機能や生活技能）の多くが，長期予後に影響を与えるからである。

いくつかの症状評価尺度が現在幅広く用いられている。これらには，「簡易精神症状評価尺度（BPRS：the Brief Psychiatric Rating Scale（Ventura et al., 1993））」，「陰性症状評価尺度（SANS：Scale for the Assessment of Negative Symptoms（Andreasen, 1984a））」，「陽性症状評価尺度（SAPS：Scale for the Assessment of Positive Symptoms（Andreasen, 1984b））」，「陽性・陰性症状評価尺度（PANSS：the Positive and Negative Syndrome Scale（Kay, Opler & Fiszbein, 1987））」が含まれる。これらのそれぞれが症状の次元に関して重要な情報を提供し，統合失調症における症候学の理論的なモデルに基づいている。このような尺度は，時間経過に伴う症状変化を検出するのに実際に役立っている。しかし，症状の病因を理解しようとする研究にとって，その使用が問題となるような多くの概念的かつ方法論的欠点が存在する（Silverstein のレビュー参照, 2000）。

3.1.2 機能評価

近年，単一の尺度で現実の生活での機能を包括的に評価するために必要とされる情報を得る目的でいくつかの方法が開発されてきた。このことは，機能的な評価法のための基準を開発してきた最近の文献レビューやメンタルヘルスサービスの関係者のコンセンサス会議と機を一にしている（IAPSRS, 1997；Liberman, Kuehnel & Backet, 1998；Menditto et al., 1999；Smith et al., 1997）。このような新しい尺度の特徴には次の点が含まれる。（1）入院と外来の両環境において，重症精神病を有する人の役割特性のタイプにおける機能を評価できること，（2）多方面からの情報を包含すること，（3）欠損や症状よりもむしろ長所や技能に焦

点を当てること，（4）地域社会生活をうまく送ることに関連する広範囲の技能の評価，（5）フォーマットを管理する容易さ，（6）確立した信頼性と妥当性，（7）結果をリハビリテーションプランに活用する容易さ（Menditto et al., 1999）。

そのような新たな尺度の1つは，「生活力・好奇心・目標設定に関するクライエントアセスメント（CASIG：Client's Assessment of Strength, Interests, and Goals（Wallace et al., 2001））」である。CASIG は，住居，賃金／仕事，対人関係，健康，精神的活動といった地域社会生活の 5 領域における個人の中期的目標を引きだすことから始める構造化面接として施行される。フォローアップの項目は，これらの 5 領域の具体的な目標を明らかにし，患者が自らの能力を最大限に発揮し，目標を達成するために必要なサービスを特定する。その他の CASIG の項目は，現在および過去の地域社会機能や服薬遵守，副作用，生活の質，医療の質，症状，社会に容認されない行動の有無についての質問である。

また別の有用な尺度は，「自立生活スキルインベントリー（ILSI：Independent Living Skills Inventory）」である（Menditto et al., 1999）。ILSI はうまく地域社会生活を送るために必要とされる一連の技能を実行する能力を測定するためにネブラスカ大学で開発された。その尺度のユニークな特徴は，それぞれの項目が 2 つの次元にそって評価されることである。1 つは技能が実行されうる程度であり，もう 1 つは技能を実行するのに要求される援助の程度である。それぞれが異なった介入法を要求される技能障害と遂行障害をこのスコアリング法は区別しているため，リハビリテーションプログラムを計画する時に有用である。ILSI の現在の版は 11 の下位項目から成り，それぞれがコミュニティ機能の異なる領域（例えば金銭管理，家の管理，調理など）を表している。いくぶん古いが同様の尺度として，「自立生活スキルサーベイ（ILSS：Independent Living Skills Survey（Vaccaro, Pitss & Wallace, 1992））」がある。ILSS は機能の 12 の分野におけるパフォーマンスを評価する 188 の項目から成る。ILSS の自己報告式とスタッフ評価式の両版とも，現在は利用できる。ILSS と ILSI の近年の研究では，それらは非常に信頼性と妥当性が高く，治療効果に鋭敏であることが示された（Menditto et al., 1999）。加えて，両尺度とも比較的短期に実施でき，それらを使いやすくさせる高い表面的妥当性（訳注：face-validity；測定結果や内容が一見して合っていると専門家に受け入れられるかの程度）がある。

行動機能の測定において患者自身の報告に基づく尺度の潜在的な問題は，重度の認知機能障害，思考の解体，および妄想的な思考がある患者は正しくない情報を提供する可能性があるという点である。一般的に，CASIG のような患者の報告に基づく尺度は，はっきりと現実的な目標を表現することができ，その行動がコミュニティで不自然でない外来患者，より高機能な入院患者およびデイケア患者で最も有用である。よりレベルの低い他の患者では，治療の焦点は不適切な行動の除去や自立した生活技能の獲得にあるので，行動とその観察に基づく評価が最も適切である。マルチモーダルな行動評価技術（Barlow & Hersen, 1984；O'Brien & Haynes, 1993）はこの点において役立ちうる。行動評価技術の 1 つの段階にロールプレイが含まれており（例えば Bellack et al., 1990；Bellack et al., 1994），それは治療計画を導き，治療に対する反応を評価することを可能にする重要なデータを提供することがわかってきた。上述の患者の報告に基づく評価尺度や評価ス

ケールに加えて，長期入院患者の治療における有用性が実証されてきたいくつかの包括的な観察評価システムがある。これらのうちいくつかは，入院患者の社会学習に基づく治療というPaulとLentzの画期的な研究（1977）のなかで初めて言及された（4.1.13の社会学習プログラムの記載を参照）。これらの尺度の1つは，「タイムサンプル行動チェックリスト（TSBC：Time Sample Behavioral Checklist (Paul, 1987)）」であり，これは適切および不適切な一連の行動の頻度を，スタッフの観察による評価尺度で示すものである。TSBCの所見は，在宅治療プログラムの全患者の全覚醒時間内における規則的なスケジュールのもとになされ，一人につき週平均でおよそ100の所見が得られる。このような観察は，治療チームに，社交的交流，奇異な行動，顔の表情，その他多くの具体的な行動の追跡を可能にする。Paulらによって開発された2つ目の尺度は「臨床頻度記録システム（CFRS：Clinical Frequencies Recording System）」である（Paul & Lentz, 1977）。これもまた観察的な尺度であるが，出来事で評価する方法を用いて，出来事に関わる行動の出現を記録する。例えば，グループワークへの出席の程度や関わりの良さなどや，臨床的に批判される行動（例えば攻撃的な衝動行為）が少ないことなどを記録する。PaulとLentz（1977）のプロジェクトの一部として開発された3つ目の重要な尺度は「スタッフ常駐のインターラクションクロノグラフ（SRIC：Staff-Resident Interaction Chronograph）」である（Paul, 1988）。SRICにおけるデータは，TSBCで用いられた技術に類似した層別化したタイムサンプリングテクニックを用いて治療ユニットと関わりを持たない観察者によって記録される。SRICの目的はスタッフと患者間の相互作用の性質に関するデータを得ることである。そのため，SRICのデータは，全治療プログラムを評価すると同時に，示された治療的行動へのスタッフのアドヒアランスをモニターするためにも使用される。TSBC，CFRS，SRICはすべて，すぐれた心理測定的な特徴を示しており，それらが開発されたところ以外での治療プログラムにもうまく普及してきた。このようにして，これらの評価尺度は在宅治療プログラムの根幹を形成しうる。

後述のMATRICS副次アウトカムバッテリーに取り込まれてきた2つの機能的尺度は，「UCSDパフォーマンスベーススキル評価（UPSA：UCSD Performance-Based Skills Assessment (Patterson et al., 2001)）」と「メリーランド社会的能力評価（MASC：Maryland Assessment of Social Competence (Bellack et al., 2004)）」である。UPSAは，ロールプレイによって，家での雑用，コミュニケーション，金銭管理，移動，レクリエーション活動の計画といった分野における技能を評価する。MASCは，会話を通して対人関係の問題を解決する能力を測定する構造化された行動尺度である。それぞれの場面で，協力者が異なる役割（例えば雇用者や家主など）を演じる3分間のロールプレイでは，4つのシナリオが使われる。MASCの変法式が利用可能である。

3.1.3 認知機能評価

統合失調症におけるいくつかの障害を考える時に，認知機能の評価は非常に重要である。認知機能障害はしばしば視覚情報処理（Green, 1998；Knight &

Silverstein, 1998），注意（Nuechterlein, 1991；Silverstein, Light & Palumbo, 1998），ワーキングメモリー（Docherty et al., 1996；Park & Holzman, 1992；Silverstein et al., 1998a），短期記憶（Calev et al., 1987；Silverstein et al., 1998d），遂行機能（Goldberg et al., 1987），文脈処理（Cohen et al., 1999；Cohen & Servan-Schreiber, 1992；Silverstein, Matteson & Knight, 1996），そして社会的知覚や社会的認知（Green et al., 2005；Silverstein, 1997）の領域でみられる。すべての統合失調症患者を特徴づける単一の認知機能障害プロファイルは認められないが，大多数の統合失調症患者において少なくとも1つの認知機能障害がみられる（Morice & Delehunty, 1996；Palmer et al., 1997）。

統合失調症の認知機能研究における最近の発展によって標準化された認知機能評価バッテリーが作られている。初期の利用できる神経心理テストバッテリーは，相対的に簡便かつしかし鋭敏な認知機能評価を組み合わせたものである。そのようなバッテリーの例には「統合失調症の神経心理学的評価のための反復可能なバッテリー（RBANS：Repeatable Battery for the Neuropsychological Assessment of Schizophrenia（Gold et al., 1999；Hobart et al., 1999））」や「統合失調症認知機能簡易評価尺度（BACS：Brief Assessment of Cognition in Schizophrenia（Keefe et al., 2004）」がある。

> いくつかの包括的ではあるが，簡便なバッテリーが認知機能の評価で使用される

認知機能評価の標準化の大きな動機となったものは「統合失調症における認知機能改善のための測定と治療研究（MATRICS：Measurement and Treatment Research to Improvement Cognition in Schizophrenia）」というプロジェクトである（Green et al., 2004）。MATRICSプロジェクトではどの領域が評価されるべきか，どのテストでその領域を評価するべきかに関してコンセンサスを得るために認知機能研究者によって構成されたいくつかの委員会が立ち上げられた。本書執筆時点では，すでにコンセンサスは得られており，MATRICSを実施するキットは2006年までに手に入るだろう（訳注：http://www.matricsinc.org で MATRICS Consensus Cognitive Battery（MCCB）が入手可能で，わが国でもMATRICS-Jとしての邦訳がなされている）。

ブレインネット（BrainNet）という名前のもとに，オーストラリアのシドニーで行われた類似の，より大規模なプロジェクトがある（Williams et al., 2005）。BrainNetの主要な目的は標準化された，コンピューターベーストの認知機能や神経心理学的評価バッテリーを開発することであり（Paul et al., 2005），1つの国際データベースに世界中でこれらのバッテリーを用いた結果のデータを集めることである。ここに記るように，このデータベースには6歳以上の8,000人の統合失調症，ADHD，アルツハイマー病，うつ病，PTSD，軽度認知機能障害（外傷性脳損傷の二次的なもの）を含んださまざまな疾患群からのデータが集められている（Gordon et al., 2005）。インテグニューロ（IntegNeuro）と呼ばれている認知機能バッテリーやニューロマーカー（NeuroMarker）と呼ばれている心理生理学的バッテリーは，いまや世界中で臨床研究や臨床場面で使用されており，集められたすべてのデータは国際データベースに含まれている。

最近開発された自記式認知機能障害尺度は「統合失調症の主観的認知機能検査スケール（SSTICS：Subjective Scale to Investigate Cognition in Schizophrenia）」である（Stip et al., 2003）。この21項目のリッカート尺度（Likert-scale）を用いて

> 認知機能は検査結果と自己評価の両面から評価されるべきである

いる自記式評価尺度では，注意を含む統合失調症で障害されているいくつかの認知機能領域を検査している。SSTICS スコアは検査室での神経心理学的機能のテスト結果と高い相関は示さず（Prouteau et al., 2004），**機能障害**（すなわち検査室での成績不良）と**生活能力障害**（すなわち実社会での機能低下）が互いに依存していないとの主張を支持し，統合失調症の臨床評価で障害と能力障害の両面から評価する必要性を示唆している。

3.1.4 動的評価

> 動的評価は，トレーニングやフィードバック条件の能力を測定する

最も伝統的な認知機能尺度や社会機能尺度は，その時点の患者が持つ技能をはかるという意味において，静的な評価としてみなされうるが，学習能力や患者の潜在的な能力をはかり得るものではない。この問題は例えば知能テストで早くから直面している問題であって，動的評価（すなわちより具体的には潜在的学習能力の評価）の発展に至った（Budoff, 1987）。動的評価の目標は潜在的な学習能力を定量化することにある。これは教示によって改善する能力やテスト状況で練習する能力を評価する鋭敏な方法を組み込むことによって成し遂げられる。

動的評価の対面評価形式は「マイクロモジュール学習テスト（MMLT：Micro-Module Learning Test）」と呼ばれている（Silverstein et al., 2005b）。MMLT は均等な精神機能評価の 7 つの面をもつが，それは技能訓練に関わる重要な 3 つの要素を簡便に十分測定できる。その 3 つの要素とは言語教示，モデリング，そしてロールプレイである。MMLT が開発された理由の 1 つは，しばしば 3 カ月から 6 カ月間続く技能訓練介入前に患者の能力を予測する比較的簡便で正確な評価ツールが必要とされたことである。技能訓練の成績を予測は従来の神経心理学的測定によってうまく達成されたが，また MMLT の開発を推し進めた前提は，技能訓練の際の基本的構造や内容を使用することによって，より自然な形で妥当性のある予測が成し遂げられるだろうということであった。MMLT により，患者を技能訓練グループに導入する前に，患者が技能訓練からの効果があるかどうか，そうでなければ患者は他の介入，認知機能リハビリテーションや注意形成のような介入を，まずは必要とするかどうかを臨床家は決定することができる。

3.2 治療計画

> 治療計画の作成には，病相への注意，行動の強さと障害の評価，適切な地域支援を得ることが必要である

統合失調症患者の包括的な治療に際しては以下の 3 つの要因に注意を向けることが必要である。1 つ目はこの障害の病相，2 つ目は適切な介入や治療を必要とする行動異常や逸脱行動，3 つ目は教育支援，住宅支援，雇用支援，経済的支援，ケースマネージメント，医療的，歯科的ケア，ピアサポートまでをも含むすべての支援サービスである（Liberman et al., 2005）。病相という言葉によって，統合失調症の患者が前駆期，急性期（通常は短期の入院を要する），治療期（症状は依然として存在しているが，治療に反応している），安定期，すなわち寛解にあるか，治療抵抗性のいずれの時期にあるかを指している。それぞれのケースにおいて異

なるケアが必要とされている。

　治療計画についての次の章は2つに分けられる。1つは入院患者治療の計画である。この章は治療抵抗性の患者に焦点を当てているが、そのような患者の入院期間は十分に長く、評価プロセスの繰り返し、治療計画、介入の開始、治療反応の評価、治療計画の修正、さらなる評価などが可能である。しかしながら、急性期でも、地域社会に戻る準備としてトークンエコノミー（LePage, 1999），認知行動療法（Drake & Bellack, 2005），認知リハビリテーション（Medalia, Dorn & Watras-Gans, 2000），生活機能技能訓練（Smith et al., 1996）といった心理社会的介入は効果を認められている。地域支援サービスは入院治療それぞれにとっては重要でないが、外来通院にするための退院計画を立てるためには非常に重要である。

3.2.1　入院患者

　入院患者の治療計画の作成に、Hunterら（Wilkinss, Hunter & Silversein, 2004）によって開発された、マルチモーダル機能モデル（MFM：Multimodal Functional Model）使用することを推奨する。MFMは生物医学的 - 心理学的 - 社会環境的観点から治療計画作成にあたって見通しを示している。標準的な評価尺度を用いて集められた総合的なデータに加えて、MFMは地域で暮らすために特化した収集の方法を用いてそのデータが得られる。アプローチの最終的な目標は社会的に不適切な適応をよりノーマライズしたものに置き換えるために介入を計画することである。このことに焦点を当てることの強さは、有効な介入はもはや行動制御と管理に重点を置くのではなく精神科入院に導く行動（より具体的には、行動異常や逸脱行動）に長期的な変化を与えようとする**治療努力**に重点を置くことである。

マルチモーダル機能モデル（MFM）は、データと仮説に基づいた治療計画である

3.2.2　MFM（マルチモーダル機能モデル）の診断方法の定義

ステップ1．誘因および誘発条件の評価

　第1に、問題となっている標的症状や行動の具体的な状況を同定して操作的に特定し、すべてのスタッフや患者自身がそれが生じた場合にはたやすく認識でき、そしてその症状の強さや期間や変化を評価できるようにする。第2に、行動や症状の機能的な重要性について具体的な診断の明確化はその症状が起こっているより全体的な状況を考慮してなされる。

　すべてのスタッフは現在の外的刺激条件（例えば、愛する者の喪失、いくつかの家庭問題）および内的刺激条件（例えば、不安、慢性的な怒り、医原的鎮静）の同定に関わるべきである。それぞれの刺激条件は一次的、二次的に症状悪化の要因となると考えられる。**一次的**な要因（誘因）は行動や症状がおこるために必ず存在しているものをいう。例えば、厳しい状況で仕事を要求されれば攻撃的行動または幻覚の増悪を引き起こすであろう。**二次的**な悪化要因は一次的な要因の存在下で生じる症状や行動の発現をその存在が増加させたり減じたりする。睡眠させない、身体的苦痛、外部からのコントロールできない騒音、錯乱、薬の副作

用などが例として含まれる。つまり、もし患者が睡眠を邪魔されていなければ、険しい口調で仕事を迫られることに反応し症状を起こすことはないであろうが、睡眠を奪うことは険しい口調に対して患者をより反応的にさせる。

ステップ2．行動機能の評価

次に、反応または症状によってもたらされる目的または機能に仮説（例えば、痛みの調節、拒絶の回避、注意の喚起）を展開する。幻覚などのいくつかの症状は、基盤となる神経生物学的異常をより直接的に反映していると考えられるだろう。しかしながら、それらの症状が特定の増強因子として働いた場合、機能的な色彩を帯び始めその症状の頻度や期間、強さがまた別の状況（例えば、注意をひく、放置されるなど）と関係していることが観察される。

ステップ3．脆弱性の評価

次に、三次的な要因である、脆弱性がもたらす影響について検討する。第3の刺激条件は、標的症状や行動の発現確率を増加させたり減少させる一次的、二次的な刺激条件と相互作用する現在進行中の問題と不利な状態である。

例えば、知覚障害、パーソナリティ特性、コミュニケーション技術の不足である。これら、第3の条件は、リハビリテーションの努力や潜在的な問題に対する免疫力を高めるコーピング戦略を作る際に考慮される。最終的には、第1、第2、第3の刺激条件の、外的および内的変数における相互作用をモデル化することは、どのように異常な反応が起こるのかについての詳細な理解を導き、そして介入目標の計画に方向性を与える。

データ収集

診断的な過程は患者との協同作業でなければならず、そして、患者の目標や動機に与える対象となる行動（症状）の重要な影響について患者の理解を本人と直接語り合うことは肝心である。加えて、治療開始時に基礎的なデータを収集することと、そして治療中も持続してデータを収集することは、行動特性と同様に誘発される出来事やその結果を決定する二次的な因子となる。MFMを用いたデータ収集の手段として、「パターンと傾向データシート（Patterns and Trends Datasheet）」や「CABCカード」が含まれる。「パターンと傾向データシート」は標的となる行動のタイミング、頻度、期間、変動性を記録するものである。

1カ月間にわたりデータを毎日30分ごとに収集することにより、データのなかから行動のパターンを容易に識別できるようになる。「CABCカード」を用いることによりエピソードを情報として収集することは、対象となる行動のそれぞれの出来事に関わる背景（context）、先行する出来事（antecedents）、その行動（behavior）の結果（consequences）を明らかにすることができる。データを数日後に眺めることにより、攻撃的で暴力的な行動に影響する因子を通常は特定できる。

機能的評価と分析

それぞれの症状や行動について多職種協働チームのメンバーの中で影響のある特定の行動様式を評価することに最も長けているものが、治療の標的行動に関わ

3. 診断と治療

...行動様式の誘発や悪化させる具体的条件について上手に仮説を立て...それぞれの要因（一次的，二次的，三次的）に対する影響の...な特性についての仮説が作りあげられる。最終的に，可...理解が形成される。

...を結びつけること

...仮説と結びつけることは重要である。それぞれの仮説...一連の介入が決定される。次に，仮説をシステムとし...することにより，新しい介入を導入する前にいったん...できるようになる。客観的に計測しうる目標に基づき，...こるまでの時間枠が記録される。仮説やデータに基づ...した介入は継続される。だが，データの収集や仮説の...なせる仮説は棄却され，次に新たな仮説が検証される。...ことにより，何が作用するか，それぞれの介入を継続...だけ寄与するかということについてのデータベースが...試されている介入とその効果の記録も残ることになる。...ついてのこのシステムは時間をかけて能率化された治療...って確実に効果のある介入のみを含むようになる。

...は，多くの医療資源や社会資源の連携を必要とする。...，技能訓練，家族介入，環境調節，教育支援，住居...法，認知リハビリテーション，物質乱用や病的体験...適切な医療や歯科医療，薬物治療および緊急時の対...ある。ピアサポートも統合失調症患者の回復過程に...り，クラブハウスや自助グループ（以下に述べる Wellness Recovery Action Plan groups のような）などがある。それぞれの具体的な介入については次の項目で述べることとする。

外来患者の包括的なケアは多数のサービスと施設の協調を特に必要とする

4 治療

4.1 治療方法

4.1.1 協調的な精神薬理療法

> 包括的な治療計画の作成では，薬物療法による症状の軽減と心理的治療に参加し，生活の中で役割を果たすこととのバランスをとる必要がある

> 多くの患者は，ある程度症状が持続していても，より少ない量の薬物療法を受けるほうが注意力が増し，その機能を果たす

現在では精神科リハビリテーションと薬物療法の併用は標準的治療と考えられており，この併用が薬物療法単独より効果的であるというエビデンスがある（Mojtabai et al., 1998；Menditto et al., 1996）。過去15年間にこれらの治療形式の関係を理解することに重要な進展がみられた（Kopelowicz & Liberman, 1995）。ある薬物は認知機能を阻害するので，リハビリテーションの効果にとって問題であることが今や知られている（Corrigan & Penn, 1995）。このために，薬物を処方する立場の者，治療チームのメンバー，そして患者がともに努力して，現在の実社会のなかで役割を最大限に遂行するように残遺症状と認知障害のバランスを決定することが求められる。さらに，今や行動療法は薬物反応性や薬物反応不良の幻聴や幻視などの陽性症状を巧みに減じる。

これは薬物に反応する患者では行動療法を開始した後はこれらの症状を抑える薬物量を減らしうることを示唆している（Haddock et al., 1994）。継続した評価が必要であり，認知や症状の変化が薬物療法や心理社会的治療の戦略を作成しなおす必要があるかどうかを決定する。

薬物療法と精神科リハビリテーションの併用が一般的に原則的なものとして受け入れられているが，どの程度まですべての統合失調症の症例において薬物療法が基盤となるかはいまだ明らかでない。例えばPaulとLentz（1977）は，多くの治療抵抗性の患者が彼らのプログラムでかなりの治療効果を得て，薬物なしでもうまく地域に居住できたと報告している。さらにMosherら（例えば，Mosher & Bola, 2000；Mosher & Menn, 1978）は，多くの症例で，患者に対するスタッフの数を多くすることで，実存的心理学的治療モデルを用いることにより，初発または2回目の精神病エピソードの若年患者が，地域で居住しながら薬物なしで治療に成功することを示した。治療提供者は持続的，経験的にどの症例にも必要な薬剤の最少用量を決定する必要がある，広く注目されなかったこのようなデータを考慮すると，次の2つの理由から治療者は絶えずまた経験的に薬物投与量が最低必要量になるように決める必要がある：（a）統合失調症の服薬不遵守率は75％までに達すること（Kissling, 1992；Lieberman et al., 2005），（b）副作用（例えば，体重増加，鎮静）は複雑化要因である（服薬遵守不良の原因でもある）。ここで重要なことは，治療者は，心理社会的な介入の有効性が証明されているので，その介入を十分用いなければならない。これらの方向性に従って，さらなる研究が必要とされ，最適な心理社会的な治療体系のなかで良い予後を達成するために薬物療法がどの程度必要であるかが考えられるべきなのだ。ほぼすべての薬物療法

4. 治 療

の有効性の研究は，十分に効果的な精神科リハビリテーション介入の利点を利用することなしに行われてきた。したがって，統合失調症を治療するうえで，リハビリテーション介入が薬物療法にどの程度寄与するかまだ本当にはわかっていない。

4.1.2. リハビリテーションカウンセリング

William Anthonyら（Anthony, Cohen & Farkas, 1990）の仕事で本来言われたことであるが，リハビリテーションカウンセリングは，伝統的な身体リハビリテーションと伝統的なクライエント中心の心理療法の鍵となる概念と原則の融合をあらわしている。一般的には，リハビリテーションカウンセリングでは回復期の患者とリハビリテーションチームの少なくとも一人が定期的に面接を行う。直接的，間接的な心理療法技法が，治療やリハビリテーションを要する問題，患者の希望，関心，応用されるべき資源を特定するために用いられる。初めの目的は患者のニーズとそれについてチームができることの合意を得ることである。次の目標は回復期の患者や患者に代わる意思決定者もチームの主要メンバーであることを念頭に置きながら，特定の介入とその他のサービスの治療のゴールや目的を統合する治療やリハビリテーションのプランを個人に応じて立てることである。回復期の治療やリハビリテーションに用いられる，すべての薬物，心理社会的療法はこのプランに組み込まれ，そしてこのプランによりそれぞれのチームメンバーがその目的や重要性を理解することで，それぞれの治療法やサービスを強化する重要な役割を担う。ここで決定的なことは，回復期の患者がリハビリテーションに最大限に携わり，治療プランに忠実に自身を従わせることである。治療プランが実行されるに従って，カウンセリングの焦点は患者の成功体験や自己効力感を強化するという目的意識を持続しながら，進行を査定し評価することに移る。カウンセリングは治療プランがゴールに到達し，回復が順調に進むまで行われる。

> リハビリテーションカウンセリングは患者の目標により内容が深まり，たえず回復重視のケアと一致する

4.1.3 生活技能訓練

この治療法は多くの精神保健の専門家になじみがあり，さまざまな集団に対して広く適応されている。統合失調症や関連障害をもつ人々のために高度に開発され，マニュアル化されたものがある。いくつかの原著論文と27の対照研究（Benton & Schroeder, 1990）のメタアナリシスは，定型の生活技能訓練は統合失調症をもちながら生活する患者の個人的，社会的機能を改善し，入院常習性を軽減し，症状も緩和することを一致して示している。

統合失調症に効果的と考えられているタイプの生活技能訓練は，活動的で高く構造化されており，お互いに働きかける集団療法である。全てのグループメンバーは，ほとんど継続的にロールプレイ訓練を用いるが，自身がロールプレイを実際にしない時は，観察者やアシスタントになって参加する。治療者に必要なことは訓練に参加するように励まし，治療終了まで活発な参加を促進することであ

> 適切に行われた生活技能訓練は人々に対人関係においていかにうまく振る舞うかを教えるのに効果的な方法である

る。精神障害者施設における，「生活技能グループ」はしばしばこれよりも不幸なことだが多くの場合これよりもかなり劣る。

治療者の訓練素材とそれに関連した資料の手に入れやすさは多くの精神障害者施設において質の高いサービスを提供することを可能にするが，しかしトレーニングが実際に行われて，トレーニングの型に忠実に行われるときに初めて，高い治療効果のメカニズムが保証される。

研究が行われ，UCLA自立生活技能プログラム（UCLA Social and Independent Living Skills series）（生活技能訓練や自立した生活機能介入，疾患，健康マネージメントを含む）で行われた研究では治療マニュアルに忠実に従うことが有意に患者の予後に関連していた（Wallace et al., 1992）。

4.1.4　問題解決能力トレーニング

UCLA「精神病の治療およびリハビリテーション（Treatment and Rehabilitation of Psychosis）」研究センターによって開発され広められた，多く使われている生活技能訓練のフォーマットは，よく知られている対人関係の問題解決技術（D'Zurilla, 1986, 1988; D'Zurilla & Goldfried, 1971），つまり古典的なCBTアプローチを使っている。その方法は，自分で発見させる問題解決モデルを採用している。モデルには5つの段階がある。問題の発見と認識，可能な解決の複数のシナリオ作成，解決の選択，解決の実行，結果の評価である。治療に参加した人たちはこのモデルを学び，そして自身の生活の中で認識する問題に対してこのモデルを適用させる。それぞれの段階に関係している認知行動技能は特に訓練される。認知行動的問題解決は社会技能訓練の重要な要点であるということが，一般的に受け入れられている。従って，それぞれの問題解決グループを作るのに加えて，問題解決訓練を前述のように5つのセットを用いてやることがUCLAスキルトレーニングセットに組みこまれている。

4.1.5　自立生活技能訓練

統合失調症または関連障害の人々は，基本的な健康管理，身なりを整えることや衛生，日々のスケジュールを守ること，掃除，料理，個人財産の管理，公共機関（交通機関や図書館など）の利用といった，日々の生活に関わる技術をしばしば失っている，もしくはその発達を損ねている。これらの技術の習得は，地域の一員として安全に，そして快適に過ごす能力に大きく寄与する。下に記したリストは，UCLAグループ，彼らはこのタイプの介入法の開発の指導的立場にあるが，その指導のもとに開発された最近の応用できるトレーニングパッケージの一覧である。

自立生活技能訓練に参加した患者は，具体的な技能を用いるために必要な，基本的知識と実践能力を確立するために授業形式での指導と実生活でのコーチングを受ける。自立生活技能訓練の有効性についての経験的な実証は，教えられた技能の獲得の増加がいくつかの対照研究（例えば，Liberman et al., 1998; Michie,

Lindsay & Smith, 1998）によって証明されており，生活技能訓練を含む，もしくは生活技能訓練に重点を置いたより包括的なリハビリテーションプログラム（例えば，Burns & Santos, 1995; Wallace & Liberman, 1985）の評価に，一般的に組み入れられて評価されている（例えば，Burns & Santos, 1995; Wallace & Liberman, 1985）。

UCLA自立生活技能プログラムは米国では広く使われており，また15か国語に翻訳されている。このモジュールが入院患者と通院患者の多くのリハビリテーションプログラムの骨格を作っている。UCLA自立生活技能プログラムに加えて，同様の形式を利用した他の技能訓練介入が別のグループによって開発されている。それらは自己評価モジュール（Lecomte et al., 1999）や睡眠モジュール（Holmes et al., 1995）などを含んでいる。

表6　UCLA 生活および自立生活技能訓練プログラムの訓練グループ

服薬のマネージメント
症状のマネージメント
基本的会話技術
レジャーを楽しむ
親しい友達を作る
地域社会に戻る
重篤な精神障害の医療の中に家族の協力を得る
職場環境を整える
身なりを整えることや清潔を保つ

4.1.6　援助付き雇用と職業技能訓練

最近まで，働くことに関心を示す統合失調症の患者のほとんどは精神病者のために仕事が用意されている保護工場やその他の職場におかれていた。これはトレイン‐プレイス（train-place）モデル（訳注：訓練ののちに就労）として知られるものであり，職業訓練が結果的に実際の就労につながるという考えに基づいていた。時代は変わり，彼らが興味を持つ実際の就労の場に患者を置くこと，そのために必要なものを提供することに重点が置かれるようになった。この取り組みは，援助付き雇用として知られるプレイス‐トレイン（place-train）モデル（訳注：就労してから必要な支援）を基にしている。援助付き雇用には以下の様な理論的基盤がある。（1）重症（統合失調症および双極性障害）の患者での競争的雇用（competitive employment）（訳注：一般就労のことで，障害を持たない従業員とともに働く職場で，労働法規の適応，昇進などが機会均等である雇用）は10％〜20％であり，従来の職業訓練は実際の就労につなげることが難しいことを示している。（2）重症精神病患者のほとんどが働くことを希望している。（3）統合失調症患者は就労によって，症状の改善やQOLの向上といった観点でも利益を得ることができること。（4）認知機能障害，陽性症状，陰性症状などさまざまな要因が就労の能力を阻害すること。

援助付き雇用においては，将来就くかもしれない職業に必要な技術を新たに教えるよりも，むしろ興味や技術から働きたいと思っている患者に仕事を迅速に見

出し就けさせることに重きを置いている。これらのプログラムには，極端に最低の賃金労働の，また地域社会から孤立している保護工場やエンクレーブ（enclaves）（訳注：一般社員と異なる場所での仕事）は含まれない（Mueser et al., 2004）。援助付き雇用は，集団技能訓練，保護工場および精神科リハビリテーションの就労前訓練と比較して，一般就労として患者が早期に就職できるように支援するという意味ですぐれていることが証明されている（4.3「効果と予後」を参照）。

　援助付き雇用と従来の職業訓練リハビリテーションとの間にはいくつかの大きな違いがある。援助付き雇用では，仕事はプログラムによって行われるのではなく，患者自身によって選ばれる。仕事は患者が働ける限りは続けることができる。それに加え，援助付き雇用では仕事上の責任は治療プログラムにではなく，患者自身にあり，また，その患者が仕事を辞めた後，他の患者がその空きを埋めることが難しい。

　援助付き雇用において，精神科治療と雇用サービスを統合するために，そのスペシャリストが，ケースマネージャーや精神科医を含む治療チームの他のメンバーと並んで患者のチームの一員として働く。それぞれのスペシャリストは，個々の患者に対して，サービスを受けさせる，興味を持つ職を見つけ，その職への能力評価をする，ジョブコーチをするなどのできるかぎりの範囲で援助付き雇用サービスを提供する。援助付き雇用では包括的地域生活支援プログラム（ACT：Assertive Community Treatment）のケースマネジメントモデルに基づき，包括的なアウトリーチをとっており，メンタルヘルスやリハビリテーション機関よりむしろ，地域社会で患者の自然な状況で患者にとって最適の職業支援を提供している（Mueser et al., 2004）。

　アメリカ保健福祉省の薬物乱用・精神衛生管理庁（SAMHSA）では，援助付き雇用に関して以下の6つの基本原則をうたっている。それは（1）援助付き雇用を受ける適格は患者の選択に基づく。参加したいと思っている患者は誰も除外されない。（2）援助付き雇用は治療と統合される。援助付き雇用のスペシャリストは，ケースワーカー，臨床心理士，精神科医を含む治療チームと協力し計画を立てる。（3）競争的雇用が目標である。パートタイム職員や正職員であれ，少なくとも最低賃金をもらえる誰もが応募できる地域社会での仕事に焦点が当てられる。（4）患者が就労についての関心を明らかにしたならば，速やかに仕事探しが開始される。就労前の広範囲の評価や訓練，試験雇用は必要とされない（例えば就労前のワークユニットや，試験的な就労や，保護工場など）。（5）支援は継続的なものである。患者が望み必要とする限り，個別の支援が続けられる。（6）患者自身の選択が重要である。仕事と支援についての選択や決定は，患者の好み，強さ，経験に基づいて個別化される。

　援助付き雇用に加えて，統合失調症と診断される人の多くは，職場での一般的な技能の援助が必要である。それは職場の日常として当然のことと理解されていることであるが，時間を守ること，適切な身だしなみをすること，仕事に集中すること，指導に従うこと，同僚や上司と上手に付き合うことなどがある。これらの技能はそれぞれの職業においてより特有のものがある職業技能と混同されるべきではない。統合失調症患者に対するこれらの職場上の技能訓練が，実際の就労する能力を上げるのに効果的であるということを一般的に支持する研究がある

(Durham, 1997 ; Wallance & Tauber, 2004)。最近の開発されたWorkplace Fundamentals Module（職場での基本学習モジュール）というマニュアル化された技能訓練があり，幅広く職場での基本的な技能を上げるために利用されている。一般の職場での基本的な技能に加えて，さまざまな対人関係の技能が，実際の就労する能力よりも先に必要なものであるということを認識しておくことが大切であり，このような技能が，生活機能訓練，職業技能訓練，個人生活技能訓練で訓練される。

　薬物乱用・精神衛生管理庁では，援助付き雇用の実践が広く普及するためのパッケージを作ってきた。このパッケージには，一連の包括的な精神科リハビリテーションと援助付き雇用プログラムが一体化し発展するためのマニュアルや資材が含まれる。これは援助付き雇用サービスの最高の手本である。

4.1.7　疾患・健康マネージメントスキルトレーニング

　患者が自分の精神疾患に対処する能力を得ることがリハビリテーションと回復の中心目標である（Mueser et al., 2002）。リハビリテーションの文献をみると，疾患・健康マネージメント技能訓練は，患者自身が精神疾患に対処するための特別な技能を必要とすることが認識されるにしたがって，関連する社会生活，生活技能に対するアプローチから次第に発展してきた。この技能は糖尿病のような重篤で慢性の疾患に対する自己マネージメントになぞらえる。患者は一過性のまた持続性の症状について，症状と機能障害との関係について，症状をコントロールするための薬物治療や他の対処法（例えば，リラクゼーションやストレスマネージメント）について，薬の副作用について，再発が差し迫っている"警告症状"を認識すること，そして病気に対するさまざまな側面やその対処法について学ぶ。疾患マネージメントと直接関係しない行動技能，例えば薬物治療の評価を受ける面談の約束をとるに際して医者や医療機関窓口としっかりと交渉できる技能などもまなぶ。

　疾患・健康マネージメント技能訓練の資材としていくつかの開発グループによって試験され普及されたパッケージがある。重篤な精神症状を持つ患者で，アドヒアランスを向上させるための疾患・健康マネージメントに的を絞った技能訓練の有効性が原著論文やレビューで確認されている（Coley & Kelly, 2001 ; Dolder et al., 2003 ; Eckman et al., 1992 ; Heinssen, 2002 ; Ikebuchi & Anzai, 1995 ; Liberman et al., 2002 ; Siddle & Kingdon, 2000 ; Velligan et al., 2003 ; Young et al., 1999 ; Zygmunt et al., 2002）。薬物乱用・精神衛生管理庁にはこのカテゴリーに入る一般普及版のIllness Management and Recovery（疾患管理とマネージメント）とMedication Management Approaches in Psychiatry（精神科薬物治療マネージメントアプローチ）の2つのパッケージが作られている。疾患・健康マネージメントの過程において，両パッケージとも，回復中の患者や薬物処方者，他の職種，そして家族や友人など全ての参加者にとっての資材が提供されている。この両パッケージをともに用いれば疾患マネージメント技能訓練の最も良い手本であり実践となる。

> 疾患マネージメントは精神科リハビリテーションおよび回復をめざすケアにおける最も重要な分野である

4.1.8　ピアサポート

　ピアサポートや自助グループはその成り立ちを通じて回復運動と関係づけられてきた。その例は Recovery（リカバリー）という会社であり，科学的エビデンスによりその有効性を認めている研究もある（Galanter, 1998）。仲間のサポートを基本にしたもう1つの介入は，「元気回復行動プラン（WRAP : Wellness Recovery Action Plan）」に発展した（Copeland, 1999）。WRAP とは自助グループによって開発された自助的な生活マネージメントシステムであり，精神的不健康から回復して，彼らの生活を前向きにするために働いていた人々によって 1997 年に立ち上げられた。WRAP グループのゴールは，健康を維持するために自分たち自身で，治療プランすなわち「道具箱（tool box）」を発展させることである。つまり，健康を維持するための日常生活の管理や，個人によってさまざまなトリガーとなる出来事を良く知ること，初期の警告サイン，まだ仕事ができる時期の症状悪化時のサイン，個々の危機対応プラン（より前もってのプランを含む）などである。

　いくつかの包括型地域生活支援プログラム（例えば，Allness & Knoegler, 2003）ではピアサポートが含まれる。重度の気分障害患者に対するピアサポートや自助グループの対象研究では，疾患・健康マネージメントや全般的幸福度における数多くの領域で有効性が示された（Powell et al., 2000）。部分的に対照研究に準じた試験では，集中的ケースマネージメントチームにピアサポート専門家を加えることで同じ効果が得られると報告した（Felton, 1995）。これらのデータは期待できるものだが，エビデンスとしては，ピアサポートや自助グループのアプローチの利点は回復した者と残りの回復途上患者グループとの間の"組み合わせ"によって大きく影響される（Luke, Roberts & Rappaport, 1994）。これらの結果はまだエビデンスに基づいた実践（evidence-based practice : EBP）の基準を満たしてはいないが，研究は進行中であり，そのようなデータがまさに出てこようとしている。この点でピアサポートや自助グループによるアプローチは"期待できる実践"である。

　注目されるべき重要なことはピアサポートや自助グループが疾患・健康マネージメントのアプローチそれ以上のものをもたらすことである。リハビリテーションや回復の見通しの中で，仲間との関わり合い，社会的な支援，非専門家の援助などが，全てのサービスや領域においてとまでは言えないが，もっとも重要である。ピアサポートモデルが継続して発展し，そのモデルがエビデンスに基づく実践のいくつかの項目として疾患・健康マネージメントに加えられることになるだろう。

4.1.9　家族相談，教育，治療

　家族関係プロセスと家族治療は統合失調症の研究で広範な範囲にわたって長らく関心を寄せられてきている。1950 年代は，家族，特に両親の関わり方が障害の原因として大きな働きをすると多くの人たちが考えていた。この考えは経験的には決して支持されることはなく，今日では広く否定されている。それでもやは

り，家族はこの点についてしばしば罪悪感やもしくは苦悩を経験する。臨床家はこの可能性にいつも注意を怠らず，それが表出されたときには正しい知識とともに介入するべきである。

いくつかの対照化された予後研究で，心理教育，コミュニケーション技術の教育による感情表出（expressed emotion）を減じること，行動マネージメント，社会的支援を含めた家族の治療が，再発や再発率を減らすということが知られている（Pilling, Bebbington, Kuipers, Garety のレビュー，2002；Lam, 1991）。またこれらのアプローチは，不活発，身体的および精神的健康問題，および主観的な負担を減らすことで全体としての利益を家族に与えることができる（Falloon & Pederson, 1985）。家族への治療のアプローチの変法に支持的社会ネットワークを構築する集団家族心理教育グループの利用がある（McFarlane et al., 1995）。対照比較研究では集団家族の形式は，再発を減らす点で単独家族の形式よりも優れている（McFarlane et al., 1995）。SAMHSA（薬物乱用・精神衛生管理庁）(2004) はこのカテゴリーつまり家族心理教育の社会全体への普及のためのパッケージを作成した。パッケージは，概括的な家族教育と支援プログラムのための資材を提供する。

1セッションから8セッションのより短期の家族教育支援方法の比較試験では，それらは家族の治療チームからのサポート感を高める，統合失調症とその治療とリハビリテーションに関する知識を増やす，対処法を改善し，苦痛と自責感を減少させる，治療に対する満足度を上げることがわかってきた（Abramowitz & Coursey, 1989；Posner et al., 1992）。しかし，より長期間の家族ベースの治療では示されているが，より短期の治療では再発または再入院率を減少させることは示されていない。

4.1.10 契約型マネージメント（危険行動・随伴症のマネージメント）

契約型マネージメント（危険行動・随伴症マネージメント）とは，1960年代における学習と社会学習理論から発展した技法のジャンルである。それらは精神科入院病棟で特に重要となる（Corrigan & Liberman, 1994 参照）。統合失調症を持つ人々のためのコミュニティを中心とするプログラムが多く作られるにしたがって，これらのプログラムでの契約型マネージメント（危険行動・随伴症のマネージメント）の重要性が認識された。それにも関わらず，契約型マネージメント（危険行動・随伴症のマネージメント）は，成人の精神保健サービスの中で最も活用されていない技術の1つである。その導入が複雑なのは個々の治療プランを検討し承認するという治療管理の必要性によるが，それはこのアプローチの潜在的に強制的な性質をもち，事実つまり強制的に治療を受ける患者の問題にこの方法がしばしば利用されるということによる。

精神科病院においてトークンエコノミーとして，統合失調症に対して契約型マネージメント（危険行動・随伴症のマネージメント）の最初の応用があり，適応行動を促進するうえで有効な実証的エビデンスを示した（Ayllon & Azrin, 1968；Paul & Lentz, 1977）。不適応と適応行動に関する一般的な効果に加えて，他の社

会学習様式と組み合わせると，契約型マネージメント（危険行動・随伴症のマネージメント）は精神科病棟で持ち上がる最も厄介で薬剤抵抗性の問題である攻撃性（Beck et al., 1991）と多飲水（Baldwin et al., 1992）の2つの問題に有効であることが示されている。精神科リハビリテーションの発展に伴い，リハビリテーション治療を強化するうえで，契約型マネージメント（危険行動・随伴症マネージメント）の役割はますます重要になっている（Heinssen, 2002）。

4.1.11 個人心理療法

認知行動療法（CBT：Cognitive Behavior Therapy）

CBTは心理療法の1つのタイプで，条件づけ，学習，認知の原則に基づいている。統合失調症へのCBTの適応では，患者の出来事や体験についてセラピストが共同してその解釈に臨ませるのである。このようにして，CBTは，患者に妄想や妄想様観念から現実的な考え方を患者ができるように援助するためにしばしば用いられる。また，CBTは，幻覚に起因するストレスを軽減させるためにも使うことができる。陰性症状の患者に対しては，CBTは無快楽の観念を変化させて，生活を活発にし，自己報酬を得ることによって喜びのある活動に進んで参加できるようにさせるためにしばしば用いられる。CBTは治療に積極的に参加する意志を持つ患者に最も有効である。彼らが治療に参加するのは，症状が苦痛であったり，彼らの異常体験への洞察がほとんどない結果だからである。

7つの無作為対照試験を含む統合失調症のCBTのメタアナリシス（Rector & Beck, 2001）でCBTは陽性症状と陰性症状ともに大きな臨床的効果を持つことが示された。通常の治療に加えてのCBTの増強療法は，通常の治療と支持的心理療法の組み合わせと比較して，また有意なより良い結果をもたらした。統合失調症患者のCBTの効果に関する17の臨床試験の最新のレビュー（Dickerson, 2004）では，さまざまな条件（例えば，デイケアプログラムや長期入院プログラム）や特殊な患者（例えば，高リスクの再発患者，高齢の統合失調症患者，薬物乱用や不安障害を併存した患者）において，通常治療または支持的心理療法と比較してCBTが具体的な項目の測定でより有効な結果であったことが示された。これらの改善が社会生活機能を改善させるという予備的な証拠もある（Temple & Ho, 2005）。CBTの増強療法で軽減される具体的な症状には，妄想，幻聴に関係した苦悩や妄想，パラノイア，陰性症状がある（Beck & Rector, 2005; Rector & Beck, 2001）。幻聴や妄想に関連した苦悩の改善はフォローアップでも維持されていた。

精神病性障害にのみ関連している問題に加えて，CBTはさまざまな形式で，全般性不安，パニック，社会不安，うつ病，強迫性症状や薬物乱用への効果を認めている。これらの問題は慢性の精神病性障害にしばしば併発し，CBTの介入が統合失調症患者の持つこのような症状の治療に一般人と同等の効果がないと考える理由はない。

精神病に対するCBTは，その他の精神障害におけるCBTのより初期の成功から始まり，厳密な認知モデルに従っていた。しかし，精神病に対するCBTがこれから発展していることがいっそう知られてきている。例えば，Chadwickら

(1996) は，自己に対する恐怖がある状況で，不安時に症状がどのように出現するのかを描写した。彼らは，この洞察の組み入れにより介入を洗練させることを薦めた。夢は CBT において一般的に広く用いられ，認知や感情のスキーマについて重要な意見の表現とみなすことができる（Beck, 1971; Rosner et al., 2004）。患者の感覚，感情，認知経験を探るメタファーとして，構成主義的センスでの夢の利用は，精神病における CBT で体系的にまだ使われていない。しかし，幻覚をメタファー的体験として用いることは患者が CBT に取り組む時に有効なテクニックと考えられる（Silverstein, 印刷中）。

精神分析と精神分析療法

統合失調症における精神力動的療法は Bachmann ら（2003）によって論じている通り，目標や技術はやや異なっているが，次の原則に基づいている。

1．統合失調症患者への心理療法は可能である。
2．典型的な精神分析アプローチ（自由連想法そして 2 人だけで患者をカウチに横にさせてセラピストは視界から外れること）は禁忌である。
3．過去よりも現在が強調されるべきである
4．解釈は細心の注意を払ってのみ用いられるべきである
5．目標は，（a）関係を共有している 2 人の別々の個人としての自己とセラピストという経験，（b）自我境界とアイデンティティの安定（c）精神病的体験の統合である。
6．セッションの頻度は一週間あたり 1 ～ 3 回の範囲内で，最低 2 年間行われるべきである。
7．統合失調症患者と関わるセラピストは高いストレス耐性が必要であるが，患者の努力や進歩によって自己陶酔的な満足を得る欲求を持ってはならない。

精神科における生物学的な革命的展開の到来によって，統合失調症における精神分析療法のネガティブな影響を及ぼす研究結果がもたらされ（例えば，Gunderson et al., 1984），統合失調症における精神力動的治療が役に立たないものであり，有害である可能性すらあるとの攻撃を受けた（Drake & Sederer, 1986）。1998 年に出された Schizophrenia Patient Outcome Research Team：PORT（統合失調症患者治療転帰研究班）の治療提言における主要な論文では，「精神力動モデルをとる精神療法は……使用すべきではない」と述べられている（Lehman et al, 1998, 7 頁）。しかし統合失調症における精神療法のメタアナリシスでは，このネガティブな結論が時期尚早であることが示されている。例えば，Mojtabai ら（1998）は，精神力動的療法は統合失調症において他の個人療法より質の悪い結果をもたらさないと報告している。Karon と VandenBos（1991）らは，精神力動的心理療法は，全体としては薬物療法に加えられた場合ほとんど影響はなかったが，経験のあるセラピストにより精神力動的心理療法を統合失調症患者に行った場合に，経験の少ないセラピストによる治療や薬物治療単独による患者と比較して，より有意な改善を見出している。同じような結果が Boston Psychotherapy

精神力動的治療は安定している患者のみに経験豊富なセラピストが試みるべきである

Study（ボストン心理療法研究（Gunderson et al., 1984; Glass et al., 1989））の再分析で報告され，陰性症状の改善の項目で少なくとも認められた。しかしながら，精神力動的心理療法の適応性を決める患者の重要な1つの因子は，患者の安定度であるだろう。最近の研究（Hauff et al., 2002）では，精神分析療法の開始時点でより安定している入院中の統合失調症患者は徐々に改善し，治療の開始時点で機能的により悪い入院中の統合失調症患者は，治療開始後悪化すると報告された。つまり，精神力動的心理療法は統合失調症患者に有益であるが，主に安定している患者に対してであり，さらにこれらのアプローチの経験豊かなセラピストが行った時である。しかし，過去の多くの研究においては，治療目標に関わるアウトカムが不明確であるなど，方法論的に欠陥があることなどからこれらの精神分析的治療の有効性についてはさらにより多くの研究が必要とされる（Diamond et al., 1997）。

パーソナルセラピー

パーソナルセラピー（Horgaty, 2003; Horgaty, et al., 1997）は慢性の精神病性障害に対する個人心理療法に関する1つの形である。CBTと同様に認知に焦点を当てるが，個別の症状や行動よりもむしろ個人や社会機能に，より全般的に焦点が当てられる。Horgartyのグループはその有効性についてエビデンスをあきらかに示したが，他の研究者らによる対照試験では再現されていない。その意味でパーソナルセラピーは見込みのある治療法として紹介されるべきであろう。しかしながら，パーソナルセラピーは統合失調症の患者にはCBTと大変似つておりそしてこの意味において，エビデンスに基づいた実践の1つとみなすこともできる。

急性期治療，危機介入および関連する治療

一般的に受け入れられていることとして，急性期の入院や危機・休息サービス（レスパイト・サービス）の利用は統合失調症の患者のメンタルヘルスサービスシステムをして必要な要素である。しかしながら，危機介入治療の正確な性質について議論の余地がある。1960年代に優勢であった1つの見解は，統合失調症の危機は明らかに精神病の再発の結果であり，精神病の再発を評価し治療する最も適切な場は精神科の入院ユニットにあるという考え方であった。精神科入院ユニットは確かに必要な安全性と医療的ケアは与えるが，必ずしもコストに見合った（cost-effecttive）方法とは言えない。統合失調症の危機は，精神病の再発よりも他の要因の重なりによって生じることもあり，そのような症例ではこのような要因を即座に処理することが，患者を保護的な環境に隔離し薬を投与することよりもより重要であろう。結果として，代替の危機治療と24時間の休息施設がメンタルヘルスシステムの中で増えてきている（Brook, 1973; Campos & Gieser, 1985）。しばしばこれらは包括的なケースマネージメントシステムにも組み入れられている。ピア（患者仲間）を含む危機ホテルプログラムや心理社会的アプローチの最近の研究は，患者の主体的な，そして経済的な利点があることのエビデンスを認めている（Dumont & Jones, 2001）。危機ホテルについての対照研究では，エビデンスに基づく実践のレベルには至っていないが，現実の研究や利用者の関わる生活上の価値からは危機ホテルや急性の入院治療に代わるそのほかの手

4. 治　療

段は有望な治療である。

　また，有益とされる心理社会的な治療は残遺期に有効であるかもしれないが，薬物治療が急性精神病に対する唯一の治療手段であるという見解が支配的であった。この見解に対しては12年にわたるドラッグフリー（無投薬）治療であるSoteriaプロジェクト（review by Mosher, 1999）が挑戦した。一連の対照研究で，患者の多数において無投薬の条件は旧来の入院薬物治療にかわりがないことが分かった。さらにStraussとCarpenterは急性の統合失調症を薬物を用いずに治療が奏効することを報告している（Strauss & Carpenter, 1977）。

　これらの所見にも関わらず統合失調症のドラッグフリー（無投薬）治療は，特に急性期においては一般的に受け入れられている標準的な治療として認められていないままである。ドラッグフリー（無投薬）治療について，十分な注目がなされるならば，現在のデータは，統合失調症と診断された患者の治療において，たとえ急性期であっても過剰に精神薬理学的治療に依存している治療に疑いを強くするであろう。

> ソテリア・プロジェクトは無投薬で若年の統合失調症の患者の治療を，特化した居住施設で成功裏に行うことができた

併発する物質乱用に特化した統合治療

　併発する物質乱用は統合失調症において広く認められる問題であり，再発の原因やリハビリテーションやリカバリーの障害となる。従来の物質乱用治療，例えば12段階のプログラムは，有効な患者があり，治療の1つの方法となる。また，重篤な精神障害をもつ物質乱用の患者には精神科リハビリテーションプログラムの一環として物質乱用を具体的に組み込んだプログラムが特に用意され患者は恩恵を受けている。

　薬物乱用・精神衛生管理庁（SAMHSA）は併発障害について，Integrated Dual Disorders Treatment（複合障害の統合治療）という大衆普及版のパッケージを作っている。これには一連の包括的精神科リハビリテーションサービスとともに物質乱用の治療も統合して行えるように開発されたマニュアルと資材がある。このパッケージは複合障害治療の最も良い実践の例である。前述のように，UCLAのグループも，効果的な複合障害治療の1つとしてSubstance Abuse Management Module（物質乱用マネージメントモジュール）を作っている（Shaner et al., 2003）。

> 物質使用障害を併存する統合失調症患者の標準的な治療においてはこの二つの問題について同時に治療を同じ治療チームから受けることが必要である

認知機能リハビリテーション

　伝統的な抗精神病薬治療は急性期をすぎた認知機能に対してほとんど効果がなく，時には有害であるので（Corrigan & Penn, 1995），これらは認知機能を改善させるのに適切な手段にはなりえないと考えられている。ほとんどの場合，非定型抗精神病薬治療でさえ認知機能に対して有意な効果を示して来なかった。概ね小さなエフェクトサイズで有効だという所見もあるが，ほとんど同数の効果がないという報告もされており，相殺されている。（Carpenter & Gold, 2002; Hervey & Keefe, 2001; Meltzer & McGurk, 1999）。症候学的にも認知機能においても有意な改善が示されている場合でさえ，第一世代薬および第二世代薬による治療は統合失調症における生活技能や機能を改善させない（Bellack et al., 2004; Harvey et al. 2003b; Rifkin et al., 1979）。これらのすべての報告が示すことは，認知機能を高めるためには薬物治療以外のさらなる介入が必要とされている。

神経認知の障害を治療する1つの取り組みとして，実験心理学，臨床心理学の手法を応用したものがある。例えば，両耳異音聴による手技は，統合失調症における聴覚の選択的注意障害を示すのに用いられてきているが，またこれらの手技は大切な刺激には注意を向け，不適切な刺激にはそれを無視をすることを実際に患者ができるようにするのに適応されてきた（例：Spaulding et al., 1986; Hatashita-Wong & Silverstein, 2003）。この手技は幻聴による悩ましい影響に対処する手助けとなる。

　その他の最近の取り組みは，学習障害の認知機能障害の治療法として開発された神経心理学的な検査や訓練を，コンピューターを用いて作業として行うものである（Brieff, 1994）。神経心理学的教育リハビリテーション法（NEAR：neuropsychological educational approach to rehabilitation）の研究（例えば，Medalia et al., 1998, 2001; Medalia, Dorn & Watras-Gans, 2000; Medalia & Revheim, 1998; Medalia, Revheim & Casey, 2000）はコンピューターを用いた訓練によるところが大きい。NEARモデルの核心は，教育的方法を採用することにより本来備わっている動機を増大させて作業に没頭させることで学習を容易にすることである。これらの目標を達成するために使用されている方法の例として，実生活と同じ状況，多刺激のある状況で学習活動を行い，個人にあった学習活動や自身でのその管理を身に付け，情報を積極的に利用する機会を活用することである（Medalia & Revheim, 1998）。外来患者や慢性期の入院患者に対するNEARモデルの利用は，訓練をうける喜びとともに認知機能の改善，さらに問題解決の自主的な方法を得ることに結びつくことがデータにより示されている（Medalia, Revheim & Casey, 2000）。別の研究では，急性期の統合失調症患者の問題解決能力の改善が示されており，また同様に症状に対処し，他人に与える印象を修正する能力の改善も示されている（Medalia, Dorn & Watras-Gans, 2000）。

　認知機能リハビリテーションのグループ療法として，統合的心理療法（IPT：integrated psychologicaltherapy）がある（Brenner et al., 1992; Brenner, et al., 1994）。この介入は階層的様式での技能に焦点を当てており，概念の区別（実行機能）から始まり，社会的認知，言語的伝達，基本的生活技能，対人関係の問題を解決する方法にいたる。集団での訓練とその訓練の経過とともに複雑になる一連の練習によって得られる問題解決の技能が目標となる。IPTの研究の結果はさまざまである（Brenner, et al., 1992, 1994; Spaulding, et al., 1999a, 1999b）。Brennerの研究では，いくらかの認知機能への効果が明らかになったが，般化して実生活の行動を改善する効果の可能性についてはほとんどわずかなエビデンスもなかった。Spauldingらの報告では（1999a, 1999b），認知機能について上述したところの社会学習による環境療法の認知機能リハビリテーションの若干の効果と，および社会認知機能尺度での改善が報告されており，これにより社会機能の改善はIPTからもたらされたものだろうといえる。個人療法のセッションで用いられるIPTと同様の手法が開発されてきている（例えばvan der Gaag, 1992; Wykes et al., 1999）。

　HogartyとFlesher（1999a, 1999b）は認知強化療法（CET：cognitive enhancement therapy）と呼ばれる治療法を開発した。この手法は外来患者への適用のために開発された。これは統合失調症の発達障害モデルと理論的に結びついており，そのため，患者の多くの障害，つまり認知技能や社会認知技能を年齢に応じて発達を遂げられないという理論と結びついている。大規模サンプルを用いたCETに関す

る最近の無作為化試験では，1年以上にわたって技能の獲得の効果とその維持が示された（Hogarty et al., 2004）。

実生活での認知機能を要する作業をこなせることに焦点を置いた手法の活用を提案している研究者もある（Flesher, 1990; Hogarty & Flesher, 1999a, 1999b; Velligan & Bow-Thomas, 2000）。そういった手法の1つとして認知適応訓練（CAT：cognitive adaptation training）があり，それは患者の生活環境での兆候や表れている特徴を生かす方法である（Velligan & Bow-Thomas, 2000）。その著者らが特筆しているのだが，CATは従来の認知機能リハビリテーションよりもケースマネージメントと共通点が多く，それには自宅訪問や生活場面での援助を含んでいる，またそれは認知機能や神経回路の強化や回復の手段ともみなすこともできない。これまでの予備的データによりこの手段は見込みがあると考えられている。

認知機能リハビリテーションの分野における現実の問題は，多くの介入は重度の注意障害を持つ患者に対しては適切ではないことである。この理由は，（しばしば5分以下の注意持続時間しかない）患者はどれだけ長い時間にわたって対象を提示されても注意を向けることが困難であり，実行機能といった高いレベルの認知技能に焦点を当てた訓練は，注意の維持といったより基礎的な機能の障害を持った患者において症状の悪化につながるからだろう（Silverstein, Menditto, & Stuve, 1999, 2001）。このような患者群に対して，注意の形成の行動技法を用いて，その改善を認めたと報告されている。注意の形成とはオペラント条件付けを行う方法のことであり，よく注意した行動（の持続）がしばしば具体的な目標反応なのである。そこでとられる主要な方法は，最終的な目標行動を持続して模倣できるように様々に強化することである。例えば，強化の技法なしに完璧な行動（例：注意持続時間が30分）を生じることを待つことよりも，その目標行動に向かって繰り返し近づけ，小さな歩みをするように強化がなされるべきである。最初のステップの（3分間注意を持続させるなどの）行為が強化され，かなり普通にできるようになれば，強化の基準がさらに難しいレベル（例：注意持続を4分間）へと引き上げられる，などである。

多くの論文で報告されたが，治療抵抗性と考えられていた慢性統合失調症の入院患者の作業従事行動の持続に注意の形成の技術の効果が示されている（Bellus et al., 1999; Menditto et al., 1991; Silverstein et al., 1998b, 1999; Spaulding et al., 1986）。Silversteinら（2005a）の最近の研究では，生活技能訓練群において，脳損傷患者のために開発された注視訓練は実際の注意力にほとんど影響をもたらさなかったが，患者の注意力向上を目標としているマニュアル化された注意の形成法は，生活技能訓練群において比較群よりも劇的に改善につながっている。

注意の形成と同様の技術は，エラーレス学習として知られている（O'Carroll et al., 1999）。エラーレス学習は作業訓練から始まり，段階毎に複雑になる一連の作業をなしとげこなしていくことが強く期待される。この手法の目標は，行動を習得する一方で間違いを犯すことを最小限にすることである。あるレベルの行動が達成されれば，次に複雑なレベルの行動が導入される。エラーレス学習は発達障害者や神経疾患障害者の治療で効果が示されてきた（Baddeley, 1992; Kern, 1996）。さらに，統合失調症患者において注意や記憶（Bellack, 1996; Benedict, 1994; O'Carroll et al., 1999; Stratta et al., 1994; Summerfelt et al., 1991a, 1999b; Vollema et al.,

> 認知リハビリテーションは機能の回復を援助し，患者がその欠損を補えるように援助する

> 注意の形成法は最も重症の統合失調症患者のリハビリテーションの介入において劇的な注意力向上の効果がある

1995; Wexler et al., 1997)，実行機能（Kern et al., 1996）の神経心理学的検査の成績を向上させる技法として用いられ，またより大きな神経認知機能のリハビリテーションプログラムの1つとして実行機能障害の治療（Wykes et al., 1999）のための，また職業機能の改善（Kern et al., 2002, 2003），問題解決能力（Kern et al., 2005）を改善させる手法として用いられる。

> 認知を支援する介入は現実社会場面において能力を向上させるための神経心理学的および行動療法的アプローチを統合したものである

認知や行動の技能の訓練や変容における，行動療法，生活技能訓練，心理教育，外傷性脳損傷患者用認知機能リハビリテーションの分野におけるエビデンスは，介入を受けることに患者が患者にとって意味があると思える活動や状況においては有効であることを示している（Ylvisaker et al., 2003 の論文にて）。さらに，神経心理学的介入と行動療法的介入を統合したアプローチ，すなわち"認知を支援する"介入がより強調されるようになってきた（Cicerone et al., 2000; Feeney & Ylviaker, 2003）。注意の形成法はこのアプローチにあたる。生活技能の介入と同時に認知機能の介入を行うことが統合失調症に有効であることが，職業リハビリテーションと認知機能の療法を組み合わせることが，神経精神心理学的検査成績をより改善させ（Bell et al., 2003），作業への出席率と能率とをより改善させる（Fiszdon & Bell, 2004）といった職業リハビリテーション単独の介入と比較した最近の知見によって支持された。統合されたアプローチもまた，統合失調症におけるエラーレス学習の研究により支持されている。このアプローチもまた，"プレイス-トレイン"介入（訳注：就労してから必要な支援）に向けた統合失調症の一般的な治療と同じであることは注目すべきであり，これらの介入は職業機能（Mueser et al., 2004）と社会機能（Davidson et al., 2004）において，予後を改善させることがわかっている。

そしてついには，社会認知が統合失調症の重要な治療対象として近年より注目されるようになってきており（Green et al., 2005），社会認知機能の改善のためのリハビリテーションが取り組まれるようになっている。この方法は始まったばかりであるが，早期に取り組むことにより効果は実りが多くなる。例えば，Wolwerらの過去の研究（2005）によると，従来の認知機能リハビリテーションは統合失調症の表情の感情認知を改善させないが，「表情認知改善法（Tackling Affect Recognition：TAR）」と呼ばれる新しいプログラムは健常人と同程度までその能力を改善させると示された。

4.1.12　住居支援

近年，住居支援の利用が増えている。住居支援の流れの一因としては機能回復のための入院治療やリハビリテーションに特化した施設への依存から，患者自身のコミュニティにおける安定した生活基盤となる，安全で安心な住居の必要性への変化がある。この新しいパラダイムにおいて，専門家は施設を選ぶことをしない，すなわちどのタイプの場所が患者にとって最適かを決めたりはもはやしないし，入院システムで空きベッドや住居提供システムの席を患者に与えたりはしない。むしろ，回復志向性のもと，患者はその個人的な基準，好み，資産，そして必要性に基づいて，適切な居住環境を選ぶことの援助を受ける。このようにして

患者は借主，世帯主，隣人，自身が重きを置くコミュニティのメンバーとしての役割を引き受け，お互いに納得した目標や仕事をスタッフとともに働き，自身の選んだ住居でさらに患者の成功や安定に向かう。これに加え，社会的援助，ケースマネージメント，危機介入，在宅技能訓練，利便性の良い精神医学的な相談が患者の必要性の変化に応じて含まれる。財政的援助は合衆国住居都市住宅開発部門による家賃助成証明書を通して利用可能となる。

3つの大規模調査で住居支援による援助の有効性の情報を提供している (Lipton et al., 2000)。これらのプロジェクトが示すところは，斬新で補助的な住居支援プログラムによって，多くの患者が長期の精神障害を抱えながらもコミュニティの中での安定した生活を送ることを可能にさせることを示している。したがって，住居支援はエビデンスに基づく実践と考えられる。また一方でこの調査は，独立した居住の理想的な政策において，物質乱用や個人の社会的なつながり，貧困，住居の質，近隣の犯罪，患者への持続するサポートの量や質，地域のメンタルヘルスチームからの援助などの考慮することなしには，長期の地域での安定性を維持することは難しいことも示している。

4.1.13　サービスの統合と提供に特化したモデル

精神科の治療やリハビリテーションの統合された提供に特化したモデルが特に重篤な能力障害のある統合失調症患者のニーズに応じて発展してきた。心理社会的クラブハウスモデル，包括型地域生活支援プログラム，住居社会学習プログラムの3つのモデルが，アウトカムデータにより支持されている。

心理社会的クラブハウスモデル

心理社会的クラブハウスモデルには多くの特徴的なアプローチがある。大事な共通要素として，社交クラブ的な管理組織，仲間の援助の重要性，参加者の組織的なコミュニティ，居住者の健康管理型または職業訓練型，この両者を兼ねた型がある。エビデンスのある模範例としては Fairweather Lodge (Fairweather et al., 1969) や Thresholds (Bond et al., 1984) がある。今日では居住施設（例えばグループホームなど）やデイ・リハビリテーションプログラムでの社会的，生活および職業技能訓練などを行うクラブハウスモデル形式で，具体的な治療やリハビリテーションサービスがしばしば提供されている。住居型とデイ・リハビリテーション双方のクラブハウスプログラムで技能訓練，治療，リハビリテーションカウンセリング，ピアサポートグループ，他のリハビリテーション，回復サービスのための重要な場を提供している。そのサービスの種類は包括的で治療計画やケースマネージメントを含んでいるかもしれないし，そうでないかもしれない。もし包括的でなければ，他の提供者によって特別なサービスが調整される。クラブハウスモデルは一般的に利用者の関わりやピアサポートを重視し，その意味で特にリハビリテーションや回復に関連した社会的な意義がある。

包括的地域生活支援

包括的地域生活支援（Assertive Community Treatment：ACT や PACT プログラムとしても知られる）は，重度な生活障害をきたす精神障害を抱えながら暮らす人々に対してのサービスの包括的なアプローチである（Test & Stein, 1976）。ケースマネージメントに加えて，ACT プログラムはサービスを対象者に行うアウトリーチの形で提供される従来のような精神医学的サービスやさまざまな程度のリハビリテーションサービスを含む。ケースマネージメント（Case Management：CM）や集中的ケースマネージメントサービス（Intensive Case manaegement：ICM）と比べて，CM や ICM が患者にその他のサービスを紹介するのに対して，ACT チームはそのサービスをも提供する。すなわち，従来のケースマネージメントは 30 人以上の患者の負担が通常であるが（ICM はより少ない患者），ACT チームはより少ない患者を受け持ち，情報を共有し毎日のミーティングを開く，そしてその事業所が異なっても同じ支援をするためにガイドラインを確立している。

> 包括的地域生活支援（ACT）は多くの点でケースマネージメントより優れているが，それほど普及していない

商業ベースとして登録された ACT の少なくとも 1 つのパッケージとしてのバージョンがあり（Allness & Knoedler, 2003），SAMHSA によって公的な普及のために作られたまた別のバージョンもある。マニュアルに従い，プログラムの評価手段を含んだ資材を用いて，治療チームは基本的なモデルに従った信用できるサービスを提供できる（ACT のバージョンはかなり違うことがあるが，モデルに忠実であることは調査やサービス実現に重要なことである）。

ACT プログラムの有効性や費用対効果について多くの研究があるが，結果はさまざまである（Mueser, et al, 1998; Burns & Santos, 1995; Burnset al., 1999; Monroe De Vita & Mohatt, 1999; Byford et al., 2000; Burns et al., 2001）。約 5 ～ 20％の重篤な精神障害患者（少なくとも半数以上は統合失調症と診断されている）は，ACT でも十分に生活できず，この理由ははっきりしない。再入院治療に至らせないという ACT の効果は比較的確固としているが，対象者の社会的機能や本人の能力の確かな改善があるかということについてははっきりとしない。その効果は含まれる技能訓練の量やさまざまな利用者の特徴，治療チームの入院コントロールなどの要因に影響されると思われる。施設からコミュニティへの移行はケースマネージメントによる重点的な技能訓練を行うことで強く促進される（MacKain et al., 1998）。

社会学習プログラム

社会学習プログラム（social learning program：SLP）は，入院患者に対する支持的なリハビリテーションプログラムのなかで，スタッフによって提供される学習に基づいた技能と技能訓練技術の包括的で統合的な環境ネットワークである。本書の別の箇所で記したように，SLP は統合失調症患者にとっていわゆる"治療抵抗性"の患者にとっても最も効果のある入院治療プログラムであることが研究によって示されている。さまざまな状況（例えば州立病院や私立病院，非常にセキュリティの高い触法患者病院）でのその程度がさまざまな能力障害をもつ患者に SLP が効果的であることが示された。SLP の構成はコミュニティにうまく戻るために重要な適応的な行動と技能を発展させる際に患者を支援する非常により積極

> 本来の社会学習プログラムでは 多くの治療要素が簡明に組み込まれている

的な教育環境からなる。このアプローチの最新のものは技能訓練技術，患者に関わるための精神科リハビリテーション技能，認知行動療法，職業リハビリテーション，認知リハビリテーション，そして物質乱用の治療を含んでいる（Menditto, 2002; Paul & Menditto, 1992; Paul, Stuve, & Menditto, 1997）。

包括的 SLP が適切に実施されるために必要不可欠ないくつかの重要な要素は次のとおりである。

(a) **リハビリテーション理念と価値**　このアプローチの基本的前提は重度の精神障害をもつすべての人々が，どれだけ重度な障害であろうとも，新しい行動や技能を学習できるということである。さらに言えば適切な技能を獲得し，適切な環境支援を発展させることによって重度の精神障害をもつ人々が希望する満足のいく生活を送れるようにコミュニティに戻れることである。

(b) **学習の基礎となる技術**　SLP は基本的学習原則に基づいた多くのさまざまな技能を含んでいる。さまざまな強化が SLP の多くの手順の基礎を構成している。すべての訓練段階のスタッフは高度のトレーニングを受け，適切な行動に対して言葉によるフィードバック，積極的な社会的注意，そして物品による強化を適宜に一貫して行うように指導されている。一方では，突飛な，攻撃的な，規則に反する行動に対してはなくなるように，また罰金をとる方法などのコスト効率的な応用をしている。結果として高度に強化された肯定的で支持的な環境となる。

(c) **直接的な技能訓練**　SLP は高度に構造化されたスケジュールで多様な技能訓練，認知矯正，職業訓練そして心理教育的な要素を含んでいる。グループや学習会では社会技能，問題解決，怒りのコントロール，生活技能，学問の必要性，再発予防，レジャー技能，そしてセルフコントロールのようなコミュニティ生活に直接必要な技能訓練を含んでいる。通常の学習会やグループに参加することが困難である重度の認知機能障害をもつ患者は週に5日間，1日に2,3回の特別に編成された授業に参加する。

(d) **トークンエコノミー**　多くの包括的な SLP は技能を伸ばしたり，学習会やグループに出席し参加したり，ある行動目標の達成などを強化することなどのために種々のトークンエコノミーやポイントシステムを採用しているが，いくつかのプログラムは違い，代わりに個人の行動契約，非常用マネージメントプランや社会的強化方法によっている。良く構成された SLP では，患者ごとに具体的な目的や目標が設定され，その目的や目標を患者が達成するために必要な技能を獲得するよう支援する具体的な介入も個別化されて行われている。SLP は不必要にトークンのような作為的な強化方法を用いるべきではなく，また単純化された画一化

方法（すべての人を1つのサイズにあてはめようとするような方法）を用いるべきでもない。さらには，そのような強化システムを含んでいるプログラムは，般化トレーニングに重点を置いておいてトークンやポイントから脱却できるシステムを組み入れて，患者がより自然に強化を受けることにより"実生活（real life）"のコミュニティの場面で獲得した技能や知識をうまく適応させることができるようにするべきである。

（e）**評価システム**　3つの直接的な観察評価システム，それはTSBC, CFRS, SRICであるが，これらのシステムからプログラムの統合性や効果を評価することと，同時に患者についての臨床的な決定をするのに必要な情報の多くをえられるのでSLPの実践がサポートされる。これらのシステムは評価の項で議論されている。

（f）**スタッフのトレーニングとスーパービジョン**　SLPに含まれている複雑性，特異性，そして手順について考えると，スタッフの訓練は計り知れなく重要である。すべてのスタッフは順に最初から継続して訓練を受け，実際の臨床で用いられている教育的方法などを含む統合されたアプローチ技術を身に付ける（Jones et al., 2001）。能力ベースのスーパービジョンは，構造化された指導観察およびスタッフと患者の相互関係を評価するSRICからのデータを用いて，通常の臨床のなかでフィードバックされる（Stuve & Menditto, 1999）。

（g）**継続的な支援**　患者がコミュニティでの生活のための技能を獲得し，目標を達成するように徐々にアフターケアを減らしながらコミュニティでこれらの技能を獲得し，目標を達成する機会を与えることが重要である。患者は機能分化した居住サービスからコミュニティでの実践的な技能を用いる援助つき雇用までさまざまなレベルの支援を必要とするだろう。これを支援する患者からの相談を最低限受けることのできる程度まで社会学習原則や方法に慣れていると，患者へのサービスの移行をよりスムーズでより効率的にできる。このように，SLPはコミュニティに根ざしたサービスの実践であり，コンサルテーションや訓練から他の事業者への移行を調整する（Menditto, 2002）。

クラブハウスモデル，ACT，そして居住社会学習プログラムは費用対効果サービスの視点からエビデンスに基づいた実践で，関わりのある人々の利益ともさまざまなに重なっている。一般的にクラブハウスモデルは，かなりの程度まで安定に達した人にとって最も費用対効果の優れたものであり，回復に向けて動機づけられ，投資される。不安定な人，より重度な障害の人，リハビリテーションや回復に向かい続けることができない人は，ACTからより利益を受けることが期待されている。回復過程の後期において，クラブハウスプログラムで提供されるほどの統合されたサービスや支援を必要としない人々があり，彼らにとっては従来のケースマネージメントで必要なサービスを提供されることで十分である。これ

4. 治　療

らの患者群のもう一方で，継続的な支援の初期において，すなわち回復の初期の段階で，これに関わる少数であるが一定数の患者は，クラブハウスプログラムやACTでは十分に機能しない。法的な理由や公的安全の理由からも回復後期までクラブハウスプログラムやACTに参加できない患者がある。これらの患者にとって，地域社会学習に基づくリハビリテーションの組織化されたモデルは最もよい代替手段である。この点から大切なことは，社会学習プログラムの効果の鍵は，より制限されずより集中的でない環境，すなわちクラブハウスやACTプログラムおよび従来のケースマネージメントのような環境への患者が移り住むことへの支援をどれだけ効率よくするかということである。

　クラブハウスプログラム，ACTや社会学習プログラムは，具体的に統合された治療やリハビリテーションが行われる組織化されたモデルである。現在までのすべての転帰のデータは，その内容が組織化されたモデルと同様に重要であると示している。どの組織化されたモデルを用いるにしてもモデルにかなり忠実な治療計画とその治療による改善の評価と，具体的なエビデンスに基づいた一連の実践を必要とする。もしサービスが不十分に組織されるならばどの組織化されたモデルも効果的でない。

4.2　行動のメカニズム

　統合失調症は複合的な障害であり，その包括的な治療には多くは神経生理学的，認知的，行動的，環境的，家族システム的，社会因子など多面的レベルでの介入を要する（例：スティグマを減じる努力，適正な医学的歯科的なケアの地域での提供，さまざまな当然の権利の獲得，適切な住居を得ることなど）(Liberman et al., 2005)。よりよい医療を提供するのに重要なことだが，行動の変化のメカニズムを明らかにすることはどの局面においても難しい。

　以下に，統合失調症患者の機能の回復に関わると思われるいくつかの要因について検討する。

　まず第1に，一般的に精神科患者の治療成績に重要だと示されてきた因子が統合失調症においても変わりないと認めることが重要である。これらはケア提供者との治療同盟の質と（Saunders & Lueger, 2005），患者が医療提供者に対して積極的に向き合うかの程度を含んでいる（Hall et al., 2002）。

　最近の精神科リハビリテーション領域の研究は治療からの利益を得るための具体的なメカニズムを明らかにすることに焦点が置かれている。リハビリテーションでの神経認知的変化のいくつか想定されるメカニズムが特定されている。1つには新しい「代償的なメタスキル」の学習，つまり，どのように状況を考えると良いのかを意識的に考える方法である。記号でコードする手順の教本により，注意を向ける，生活情報の収集，状況の認識，問題解決の能力を高める。これらの考えはMeichenbaum（1969; Meichenbaum & Cameron, 1973）の自己教育訓練の中心的理論であり，予備的段階であるが，この訓練は統合失調症の治療において好成績を示した。第2の機序は自己防衛的認知回避反応の消去である。回避は挿間的な短期精神病の患者がよくとるコーピング戦略であるが，リハビリテーション

メタ認知スキルの発達，認知回避反応の消去，HPA軸の調節は精神科リハビリテーションの基礎であろう

に彼らは回避的なところが少なくなる（Böker & Brenner, 1983）。第3の機序は脳機能の神経内分泌機構の正常化である。持続的な日内の環境要因（「ストレス」）がHPA（視床下部下垂体系）機能を制御し，その結果これが認知に有害な影響を与えることがよく知られている。しかしながら，自己制御の技能訓練，ストレスと疾病のマネージメントはストレスを減少させ，一般的なコーピング能力を向上させる。これはHPA反応を「ストレス」から「活性化」に変え，認知的反応を向上させる。第4に，有効な治療反応性は環境に適応するために認知と行動の能力の再構成を含んでいる。統合失調症は「反応階層（response-hierarchy）の崩壊」（Broen, 1968; Broen & Storms, 1966）として特徴づけられている過剰な神経生理学的活性化が起こり，通常起こりえない反応が出現するのと同時に通常の出現すべき反応が起こらないことを増大させる。しかしながら，適応的な反応階層の回復と患者の作業課題に関わる能力の獲得が，余剰なほどの，一貫した，基本的な適応機能に焦点を当てることによって達せられる。すでに述べたように，これらは精神科リハビリテーションプログラムと社会学習プログラムの特徴的なものである。

　統合失調症へのCBTや他の精神療法で起こる変化のメカニズムは前述の要因が関わっていると思われる。興味深いことは統合失調症への認知療法はもともと変化のメカニズムとして単に認知的な要素に焦点を当てていただけなのだが，これらの方法はより洗練され，自我，認知活動協応などの概念などをいまや含んでいる。例えば，統合失調症の認知療法は，とりとめのない出来事の変化のみに焦点を当てるだけでなく，むしろストレスと症状の出現が自我システムを脅かす状況で起こりやすいということにいっそう焦点が当てられている。(Chadwick et al., 1996)。自我の体験における異常は統合失調症の顕著な特徴である（Danion et al.,1999; Lysaker, 2002, 2004; Sass, 1992; Sass & Parnas, 2003）。将来の治療は自我を統合させるための技法に焦点を当てることで発展するだろう。

　注意力形成のアプローチは，注意と技術の獲得におけるボトムアップ的な改善からだけでなく，実行機能の改善の結果，例えば自己効力感，治療同盟，治療満足感，内的動機の増加などから生じるトップダウン的な改善からもその効力を発揮する。(Silverstein & Wilkniss, 2004; Wilson, 1997; Ylvisaker et al., 2003)。例えば，外傷性脳損傷患者の認知リハビリテーションの最近の研究では単に認知理論に基づいたアプローチを超えた，モチベーションと治療者－患者関係のような変化を扱うことの必要性を明らかにしている（Wilson, 1997）。さらに，より容易なものからより難解な段階を踏んだ作業での成功体験から起こる「行動の陽性モーメント」(Mace et al., 1997) は，外傷性脳損傷患者のリハビリテーションを成功させる鍵となる因子と考えられ，注意力形成の核となる特徴である。また，一般健常者からのエビデンスとして，自己効力感を持つことが作業課題と作業従事との間を介在する役割を果たすことが示されている。作業課題に従事することで自己効力感を増し，そのことが作業の内容にも良い影響を及ぼす（Llorents et al., 印刷中）。我々の仮説では，この「良性の能力獲得のスパイラル（positive gain spiral）」の機序が注意力形成における中心であると考えている。

　作業課題に対する前向きな姿勢の効果についてのさらなるエビデンスがBeasやSalanovaの研究（印刷中）からわかってきている。彼らは作業に取り組む姿勢が

より前向きであれば，作業を遂行する自己効力感をさらにあげることを示した。このことは注意の形成に有効であり，社会的，報酬系が効率的な遂行力と関わっていて，治療グループに対する前向きな感情を高め，自己効力感も高めると論じており，またさらにそれは作業課題の増加や，さらなる好結果を生み，自己効力感のさらなる向上を生む。そして最後には課題を遂行する内的なモチベーションを増加させる。

またいくつかのデータは，統合失調症においては，ボトムアップ的な基礎的なプロセスの改善によるものではなく，認知リハビリテーションは与えられた状況や課題に対して患者が認知機能を最も適切に発揮するようトップダウンのメカニズムにより作用することを示している（Spaulding et al., 1999a,1999b）。

この結論は，トップダウンのプロセスを促す創造的な作業条件が基礎的な視覚プロセシング作業においても能力を向上させることを示したエビデンスとも一致する（Phillips & Silverstein, 2003; Silverstein et al., 1996）。

より最近の治療成績（Reeder et al., 2004）は，認知リハビリテーションは，患者の内的な手がかりによるのではなく，外的なフィードバックに反応しやすい程度まで全体の枠組みを向上させることによって，その認知機能を改善させることを示している。認知リハビリテーションの2つのランダム化比較研究の結果を検討すると，Reederら（2004）は言語的なワーキングメモリーの変化が機能的成果の変化と関連しているのではなくて，むしろ外的なフィードバックに対する反応性の向上とよりよい成果が関係しているとしている。このことが注意形成において重要であり，介入の第1目的は，構造化された，頻回の，行動（注意）の，外的なフィードバックを用いることにより与えられた課題に対する患者のモチベーションを上げることにある。つまり，認知リハビリテーションの最近の研究によれば，その効果においてモチベーションや自己効力感，作業への取り組みのような要因の働きが重要である。

> 最近の認知リハビリテーションの研究はモチベーションや自己効力感，作業への取り組みの重要性を示している

4.2.1 リカバリーに向けての展望

リカバリーのメカニズムの当事者の見通しについてはほとんど研究されてきていない。しかし，最近の研究（Roe, 2001）では，時間の経過に伴う患者自身の変化において，その患者の物語の中でしばしばみられるいくつかのテーマが確認された。1つのテーマは，働くことの役割と意味の重要性であった。適応の実践，自身がより能力が高いという感覚を生み出す道筋（一方，働いていないということは，恥や無力感，無能力を意識させ，自身をおとしめる），症状の軽減を促進する活動，人生における目的や意味を生み出す活動，金銭や生きるための物資を提供する活動などのように，仕事は，社会との接触の練習の場としてみなされた。2つ目のテーマは，リカバリーに対する期待と姿勢であり，特に症状を取り除くこと，その病気を理解しコントロールしている感覚を得ること，そして病前の機能面を回復することのためという望みである。リカバリーに重要だと患者自身で認めている3番目，4番目のテーマは，より人間関係を持ちたいという希望であり，満足した良い人間関係を築き維持するための障害を取り除くことであった。

> 統合失調症患者が働くこと，治療について前向きの期待をする，向上した社交性を持つことがリカバリーにとって重要である

セルフエスチーム（自尊心）もまたリカバリーの重要な要素のようである。最近の研究では，退院と1年後のフォローアップにおけるセルフエスチームの変化によって，簡易精神症状評価尺度（Brief Psychiatric Rating Scale），包括的評価尺度（Global Assessment Scale），ストラウス・カーペンター転帰尺度（Strauss-Carpenter Outcome Scale（社交の頻度と質，仕事の質と量，非入院期間，症状程度を測る））における点数をかなり予測できるのである（Roe, 2003）。したがって，そのRoeは以下のように結論している。「病気にも関わらず，セルフエスチームを維持することは治療の重要なゴールとなるべきであり，当事者のセルフエスチームへの介入の効果が考慮され，評価されるべきであり……極めて受け身で，依存的，従順でセルフエスチームの低い治療を受けている当事者は，症状がより重篤だが，希望，目標，目的とセルフエスチームを持ち続けている治療を受けている当事者よりも，よりよい回復をするとは必ずしも限らない」（Roe, 2003）

リカバリーに向けた個人の物語を作ることは自己変容効果がある

リカバリーの物語を紡ぎ共有する行為は自己変容過程における非常に重要な要素であるが，あまり考慮されなかった。自己変容とは，自身が信じる自分の姿の新しいビジョンを作り出すことを示す。回復の物語は自伝的語りや個人的な神話の形として現れる。個人的神話を作るということは，過去を持つ現存在としての自身の物語を作るということであり，現在から過去を振り返り，語ることによって，将来の自身の見通しをかたち作ることにある（Popp-Baier, 2001）。そのような物語においては，語り手の人生における決定的な変化がそのような人生において鍵となるテーマである。多くの統合失調症患者にとって，リカバリーの見込みを取り入れることはかなり決定的な変化とみなされる。個人の人生の物語を再構築するということは，以前より，心理療法における操作的手法（Shaw, 2000）としてみなされてきた。そして新しい信仰的信念の採用（Silverstein, 1988）も，また心理療法における操作的手法の1つである。

新しい個人的物語を紡ぐことの効果を理解するうえで重要な鍵となることは，直接的な語法と内在的な語法の相違にある。

直接的な語法とは物事や出来事を直接の意味で表現する語法である（例えば，「頭痛がする」は頭の痛みの感情を伝えようとするときである）。内在的な話し方とは，起こっている事柄，しばしば非言語的行動を伴う意味を，文脈を通じて，伝える話し方である（例えば，自分の隣の席の人に「頭痛がします」ということは，別の話し手の話が退屈であると意味している，また例えば，候補者を支持するバッジを付けることで自分の政治的な信条を伝えることである）。このようにして，治療について話すことは，治療過程そのものにとって重要な構成要素とみなせる。自分のリカバリーのプロセスを述べ，行動や感情を述べることは直接的な語法であると同時に，リカバリーのプロセスに関わる自身の関わりを意味づけ，またその関わりを深めるという点において，内在的でもある。

したがって，回復志向性の話し方（ROD : recovery-oriented discourse）は治療概念と個人的経験を結びつけることによって内在的となるのである。RODは直接的な関わり合いの新しい枠組みとなり，その枠組みの中でRODにより新たな自己についての考えや感情が出現し自分のものとなる。語るという行為を通して，患者はより深く回復に向かう。過去には持ちえなかった，または受け入れ難かった考えや希望を言語化して表現することをRODは可能にし，またリカバリーに向

けての行動を深める。リカバリーについて語るということは語り手の自己変容を作り出す。治癒の過程は段階的で，現在進行形の経験に基づいて回復志向性が自覚される。その自覚は1つの出来事や一連の出来事だけからは生まれない。むしろ，リカバリーに向けた物語の実践や語りが自己変容の過程の重要な要素である。

リカバリーに向けた物語を語ることの重要性に加えて，自己変容は同じ考えを持った人との関わりあいによって，対話を通じて支えられている（ピアサポートや治療に関わるメンタルヘルス専門家との関わりを含む）。このことは重要である，というのは，「自身の物語を詳しく話すことだけでなく，他の人の物語を聞きその中に自分自身の物語も見つけることにより，別の言い方をすれば，その場で自身を"劇中"におき，語り手の立場であるように，語り手と聞き手を自身も演じることによって，物語を自分のものとすることができる」と考えられるからである（Lyotard, 1984, P.23）。

4.3 効果と予後

統合失調症のさまざまな心理学的治療の有効性と効果のデータをそれぞれの介入の項で述べてきた。この項では，「最上の実践」もしくは「エビデンスに基づいた治療」と考えられている最近のレビューと治療ガイドラインについて論じる。

現在までに，治療に関する文献のレビューに対して最も総合的な成果を上げてきたのは，精神障害者予後研究班（Patient Outcomes Research Team：PORT）である。PORTは1990年台後半（Lehman et al., 1990）に，そして2004年（Lehman et al., 2004）によりアップデートされた形でレビューと主要な論評や推奨を行った。PORTの論評で，心理療法はいくつかの介入のタイプに分けられている。それには，心理療法，家族面談，職業リハビリテーション，そしてコミュニティに基づく個人介入などがあげられている。個人療法とグループ療法について2つが推奨されている。第1の推奨は，精神力動的なモデルに基づいた治療法は，その効果が実証されていないために，また有害となりうるいくつかの証左もあって，統合失調症の治療には用いられるべきではないというものである。本書で精神力動的な治療について述べたように，確かに精神病の急性期や経験に乏しいセラピストが施行した場合にはそうであるが，この結論はあまりにも単純化しすぎている。というのは，安定期の患者で，経験を積んだセラピストが行う場合は，この治療によって統合失調症患者に有益になりえるからである。第2のPORTの心理療法の推奨は，支援，教育，行動および認知の技能訓練の組み合わせの「よく特化された」治療法は有効性が証明されており施行されるべきだというものである。この推奨は多様な介入に適応され，それらのすべてで有効であることが，多くの研究で示された。これらには，精神病症状に対する個人認知行動療法や，グループでの技能訓練によるアプローチ，心理教育的なアプローチが含まれている。

PORTの報告では，家族心理教育プログラムも有効であるとの研究に光を当てている。その報告では，家族への介入は高感情表出（high EE）の家族に限られるべきではないということや，プログラムは少なくとも9カ月間なされるべきであると述べられており，いくつかの具体的なタイプの家族心理教育が有効である

と取り上げられている。また，家族機能の障害から統合失調症を発症するという考えに基づいた家族介入はなされるべきではないとしている。

> 患者を地域で自分の選択で職業に就かせ援助を継続することがより良い就労結果をもたらす

援助付き雇用の報告は，トレイン-プレイス（訓練ののち就労）の訓練就労プログラムと比べると援助付き雇用がより良い就労結果をもたらすことが一貫して示されている。例えば，Mueser ら（2004）のハートフォード援助付き雇用研究（Hartford Supported Employment Study）では，援助付き雇用グループは心理社会的リハビリテーション，訓練就労よりも次の項目について優れていた：就労までの日数（心理社会的リハビリテーションに対してのみ）；就労率（援助雇用付き 74％，心理社会的リハビリテーション 18％，訓練就労 27.5％）；1 週間に 20 時間以上の勤務につけた割合；総就労時間数；賃金額；就労できた総週数；仕事あたりの就労週数；最長就労週数；利用者の満足度；2 年後に就労率（援助付き雇用 90％以上，心理社会的リハビリテーション 40～50％，訓練就労 40％未満）。援助付き雇用が成果を上げると期待されるとしても，さらになされるべきことが多くある。上述の Mueser らの報告にもあるが，例えば援助付き雇用グループの患者のなかで，わずか 33.8％の患者だけが 1 週間に 20 時間以上の就労に就くことができ，2 年間の合計就労時間の平均は 104 週中 29.72 週であり，最も長く続いた仕事の平均就労時間は 25.54 週であり，そして 2 年間を通した総賃金の平均は 2,078 ドルである。つまり，援助付き雇用プログラムが，古い形の職業リハビリテーションより優れているといえども，長期間フルタイムで働くことができ，十分な賃金を受け取れる患者はほとんどいないのである。

PORT レポートが推奨する心理社会的治療の最後の分野は，包括的地域生活支援（ACT：Assertive Community Treatment）である。ACT の具体的な形としては「包括的地域支援のためのプログラム（PACT：Program for Assertive Community Treatment）」が知られる（Stein & Test, 1980）が，このプログラムは標準となるべき支援や地域社会での支援モデルが含まれており，過去の研究でその有効性が示されてきた。PACT に関係する有効性として，入院の減少，メンタルヘルスサービスの継続的な利用の増加，家庭での安定の増加，症状や QOL（生活の質）においてそれなりの改善が含まれる。PACT それ自体で社会機能を改善させないようである。多くの標準化された介入と同じように，いかに ACT プログラムに忠実に従っているかが予後に関係する。これは，事例を共有すること，患者とスタッフの比率が 10：1 に近いこと，24 時間利用できること，チームのなかに看護師がいること，毎日チームミーティングがあることといった項目について特に言えることである。

ACT の効果についての十分な評価をなされない 2 つの要因がある，それは統合失調症患者のどの程度まで ACT を受けるべき今日でもコンセンサスが得られていないことと，このようなサービスを受けている患者は約 2％しかいないと見積もられていることである（Lehman & Steinwachs, 2003）。ACT の活動は，充分に財政的援助がなされ適切に運営される時に効果が上がり，このシステムが欠けているので，広く普及していない。

PORT レポートからは社会学習プログラムについての議論がなされていないが，メンタルヘルスの分野の有効な治療のうちに社会学習プログラムの有効性が示されてきている。その構成的な行動介入，つまり技能訓練，行動の契約化，行動の

型作り，分化評価による強化，行動の消去，時間制限方法，トークンエコノミー，そしてスタッフトレーニングや観察評価手順の厳密な利用（患者およびスタッフにおいて）によってその強い効果が上がる。

同様に認知リハビリテーションに関しても PORT では触れられていなかった。しかし，1998 年にはじめて PORT の推奨が公になってから，認知リハビリテーションに関する多くの研究がなされてきた。さらに，統合的心理学治療（Spaulding et al., 1999a, 1999b），神経心理学的教育的アプローチ治療（NEAR）(Medalia et al., 2000)，認知強化療法（Hogarty et al., 2004）神経認知強化療法（Waxler & Bell, 2005），注意形成療法（Silverstein et al., 2005a），エラーレス学習法（Kern et al., 2005），認知治療法（Wykes et al., 2003），認知適応訓練（Velligan et al., 2002）などのいくつかの治療モデルが効果を示してきている。

4.4　変法，組み合わせ

おそらく他のどの心理的障害や精神障害よりも，統合失調症や重度の精神疾患の治療は複数の方法の組織だった応用が必要である。それは一部には重度の精神疾患が広範にわたる性質のもの，すなわち，個人の生理的，認知，行動，および社会的機能レベル全般にわたって機能障害やほかの問題が存在するからである。また，望ましい結果としてのリカバリーの概念では，治療やリハビリテーションは，可能な限り最もよい生活の質（QOL）を達成するために，個人の機能のすべての面を扱うことが必要とされる。

不幸なことに，重度の精神疾患に対する治療やリハビリテーションについての我々の理解はいくらか断片的であり，全体を知っているとはいえない。精神薬理学的な，心理学的な，そして社会的介入は歴史的にそれぞれ相対的に孤立して発展し，研究も他の分野の研究についてほとんど情報を得ることなく行われてきた。精神科リハビリテーションの発展によりこれらの研究分野間の"クロストーク"が活発化し，このことがリカバリー概念の普及を促進している。けれども，精神科リハビリテーションの多くの手法を統合し協働する系統だったアプローチはやっと近年始まったところである（例えば Spaulding et al., 2003）。

重度の精神疾患に対してサービスの統合や協働するための鍵は，**多職種治療チーム**（interdisciplinary treatment team）の組織や活動のなかにある（Liberman et al., 2001）。そのチームは，リカバリーを目指す患者や，意思決定する法的代理人（例えば両親，後見人またはメンタルヘルスに関わる司法関係者），サービス提供の専門家やその補助者からなる。理想的には，治療チーム全体の責務は，リカバリーを目指す患者の能力障害や他の問題を"明確にすること"であり，治療または問題を解決するために理論とデータに基づく"治療プラン"をたてることである。

定型の治療プランは，ヘルスケア団体認定共同委員会（the Joint Commission on Accerditation of Healthcare Organizations：JCAHO））やリハビリテーション施設認定委員会（Commision on Accerditation of Rehabilitation Facilities：CARF））のようなヘルスケア認定基準によって定められている。それ故，病院や研究機関で用

いられる重度の精神疾患に提供される治療プランには共通点がみられる。しかしながら，マルチモーダル機能モデル（multimodal functional model：MFM）によって例示されているようなケースフォーミュレーション（ケースの定型化）の利用は求められていないので，この MFM のアプローチに通じたような系統だった治療プランは一般的とはなっていない。結果として，治療はしばしば系統だち協働した方法では提供されない。望ましくは，メンタルヘルス改革の全国的な呼びかけが，重度の精神疾患のためのリハビリテーション現代化やリカバリーを基本に据えたアプローチの展開がより広がることにつながるだろう。そしてこのことよりケースフォーミュレーションと統合された治療の展開がより一般化するだろう。

ケースマネジメントは多面的な治療やニーズを成し遂げるための，また別のアプローチである。外来患者を受け入れるクリニックやその他の地域の施設などで通常行われている。ケースマネージャーは臨床医などから評価や意見を集め，必要とされるサービスの調整と仲介をし，そのサービスが提供されることを確実にする。

ケースマネジメントは，治療チームとしてリハビリテーションやリカバリーについての全体の責任を負う必要はなく，または治療のための統合されたケースフォーミュレーションをする必要もない。ケースマネジメントは軽度から中等度の障害を持つ患者にとっては費用対効果がおそらく高いが，重度の機能障害を持つ者には一般的には無効であると考えられている。

ACT は重度の障害を持つ患者のために考えられ，改良されたケースマネージメントである。ACT はもともとは病院型治療を地域生活支援に置き換えたものであって，実際，"壁のない病院"として特徴づけられていた。病院の実際の臨床活動と同じように，ACT において地域生活のためにチーム医療として行われていたことは，すべてのサービス，すなわち全体的な治療計画作成，24 時間受診できること，（利用者自身が必要と認めない場合であっても）必要とされれば，治療者による"包括的"な介入が行われること，以上のことに全体の責任を負うことであった。ACT は，最初はメディカルモデルとしての入院治療を模倣していたので，ケースフォーミュレーションは治療の方向を決める上で精神医学的診断以上のものにはならなかった。ACT の元来の目的からして，ACT はリハビリテーションとリカバリーを融合させてきた。結果として，ACT では医療モデルと ACT のリハビリテーション／リカバリーモデルの両方が融合して展開している。この ACT の融合により再入院を防ぐ有効性が証明されている。しかしながら，驚くことではないが，リハビリテーションとリカバリー概念に通じていない医療モデル ACT は，その介入により患者の個人的な技能や社会的な機能の改善には効果的ではないようである。

4.5　治療を継続する上での問題点

統合失調症や関連疾患の患者のためのエビデンスに基づいた治療やリハビリテーション技術の導入において，多くの挑戦や障害があった。多くの臨床家はそのような患者に関わることにあまり興味を持たず，そしてまた，彼らに効果的な

医療を提供するための適切な訓練も受けていない。彼らはしばしば，卒後研修で一般的な家庭医としての教育は受けているが，重篤な精神疾患患者に対するより具体的なアプローチの研修は受けていない。結果として，そのような患者に，臨床家がよく知っている個人およびグループ心理療法の両方または一方を適応しようとする。多くのこれらの治療は，より重篤でなく，より複雑でない精神疾患患者により適しており，そしてそれ故に統合失調症患者には限られた効果しかない。これらの問題の帰するところは，多くの卒後研修プログラムが重篤でそして複雑な精神疾患に対する治療やリハビリテーションに対して，焦点を当てた教育がまさになされていないところにある。この分野でのエビデンスに基づいた実践を推進するために，学生に対してこれらの問題についてよりよく紹介し，そしてより多くの研修や臨床経験を与えることはメンタルヘルス技能の卒後研修プログラムにかかっている。これらについてのもう1つの問題は，多くの臨床家は製薬会社のマーケティング資材から治療についての多くの情報を得る傾向があることである（Bromley, 2005）。この傾向が効果的な心理療法についての学習の失敗につながっている。

　統合失調症や関連疾患の患者への効果的な医療の導入についてのさらなる障害は，サービスが提供されている組織のシステムに関わっている。州や連邦政府などの公的資金で運営されるメンタルヘルス施設や政府と契約を結んだ非営利機関からのサービスを多くのこれらの疾患の患者は受けている。一般的なこれらの組織は斬新な治療技術の導入に対して必要なトレーニングやコンサルテーションに関して限られた資金しか持たない。研究を通して得られた効果的な臨床的介入技術の進歩の普及には，この分野で働くスタッフの研修が必要である。これらの新しい臨床的介入の多くは極めて洗練されており，一度や二度の簡単なワークショップでは学ぶことはできない。それらは継続した研修やコンサルテーションやスーパーバイズを必要とする。多くの公的メンタルヘルス機関は研修によるレベル向上のためにその資金を割り当てることはできないため消極的である。さらに，多くの臨床的革新は本来体系的であり，そしてさまざまな職種の臨床的スタッフにより提供される多面的なサービスが関わってくる。これらのことはさまざまな技能を持ち，専門的な高いレベルの広い分野の多くのスタッフで，一連の医療サービス提供のシステムとして構築することが多分に挑戦的であることを示している（Spaulding et al., 2003; Stuve & Menditto, 1999）。研修やコンサルテーションのほかに，体系的な変化の導入には組織の資金の投入や当局のかなりの支援が必要である。しかしながら，組織的な文化を変えることや人材を集め，エビデンスに基づく実践の推進の方向に組織を動かすために，必要な当局の介入を維持することは，どのようにしてもしばしば困難を伴うものである。

　それでもなお，統合失調症や関連疾患と診断された患者のためにエビデンスに基づいたサービスの実践に対して多くの挑戦や障害があるにも関わらず，このような医療を提供するメンタルヘルスサービスシステムの構築への社会的な要求が高まってきている。薬物乱用・精神衛生管理庁 SAMHSA（2004）は，ウェブサイトにてエビデンスに基づいたプログラムを評価し一覧できるシステムを開発した。加えて，SAMHSA はウェブサイト（http://www.mentalhealth.samhsa.gov/cmhs/communitysupport/toolkits/）上にて無料で利用できる開発した一連のツールキッ

トを提供している。

　有力なメンタルヘルスについての大統領府の新人権委員会レポート（President's New Freedom Commission on Mental Health, 2003）では，目標の1つとして，「プロジェクトの普及と運動プロジェクトにより，エビデンスに基づいた実践を促進し，それらの定着を導く公的私的なパートナーシップを創造すること」をあげている。国レベルでのこれらのアクションは，必ず将来の予算の獲得の方向につながり，メンタルヘルスサービスの普及システムやその機関への期待や責任の高まりとなっていく。結果として，おそらく現在は歴史上のいかなる時よりも，重篤な精神疾患患者に対するエビデンスに基づいた治療やリハビリテーションサービスを普及させ，適応させるのに機が熟しているといえる。

5 症例スケッチ

　ジョンは米国東海岸のある街の出身の20歳の男性で，西海岸の大学3年生の時に幻聴と被害妄想で発症した。マリファナの使用量が増加した後，集中力の低下，不安の増強，社会的孤立，公の場所（カフェテリアなど）での易怒性，さらには妄想的な思考や幻聴が出現し，3週間の入院治療を受け，その期間にリスペリドンの服用を開始した。退院後，彼は大学を休学し両親の住む実家へ帰省し，精神科クリニックへの外来通院を開始した。ジョンの幻覚や妄想は時々まだ症状が残存するものの著明に軽減した。不適切な行動が減ったことで両親は喜んでいたが，ジョンが日常生活のなかで何もしないことを次第に心配するようになった。ほとんどの日，彼は夜遅くに眠り，一日のほとんどをテレビを観て過ごし，外出せず，部屋のなかで読書したりたばこを吸ったりして夜更かししていた。このことは彼が怠けていてこのままでは生活できないと批判する家族との関係の悪化を次第に招いた。彼はますますひきこもるようになり，両親のフラストレーションがますます高まった。このような問題を受けて，彼の主治医は，個人心理療法を受けるために心理士のところに行くようにすすめ，彼の生活が改善するように助けようとした。

　また主治医は同時に，両親が家族療法を受けることも提案し，両親もそれに同意した。複合家族心理教育の限られた時間のなかで，両親は統合失調症について学んだ。その内容には，陰性症状についてやそれに関して彼を非難しないことの重要性，有効なコミュニケーションや問題解決技術が含まれていた。これらの学習は次第に，自宅での環境を改善させた。同様にジョンも週1回（時には2回）の心理士との面談を開始した。面談の当初は，復学や独立した生活を送ることを含むジョンの短期的な目標を明確にすることに焦点が当てられた。ジョンは地元の大学に入学し，家族や治療者の助言に反して，すべての単位に参加し始めた。しかし間もなく彼は，授業や読書に集中する能力が病前のレベルと同じでなく，また，時折聞こえる声に邪魔されることに気づいた。そしてカウンセラーは，彼の情報能力の最大の枠内で彼が学習習慣を作ることができるように働きかけた。彼もやがて，2つの単位については諦めることに納得した。この段階で，治療の焦点を認知行動モデル，つまり，聞こえてくる声となんとかうまくやっていくことを援助したり，誤った認知による不安や妄想を減らし，対人関係の状況においてより適切な考え方ができるよう援助するといったことに移した。しかし続いていた問題として，彼がずっとマリファナの使用を渇望しているという点があった。課題が増えていった時期も，学校での社会的活動に参加しようと考えていた時期も，彼はリラックスするためにマリファナを喫煙し，それによってかえって異常な思考や妄想をしばしば膨らませていた。ジョンは自分自身が問題を抱えていることを認識し，地元のメンタルヘルスセンターで行われているUCLA薬物乱用マネジメントモジュールを利用した統合失調症・薬物依存プログラムに週に3回参

加することに同意した。彼はそのプログラムからたくさんの社会資源を受け，マリファナが彼の精神状態に及ぼす悪影響に関する情報も提供された。結果，ジョンはマリファナの使用量を著しく減らすことができた。

6 参考図書

Bellack, A.S., Mueser, K.T., Gingerich, S., & Agresta. J. (1997). Social skills training for schizophrenia: A step-by-step guide. New York: Guilford. A user-friendly guide and set of materials for conducting an effective form of social skills training.　邦訳：熊谷直樹他訳『わかりやすい SST ステップガイド』（星和書店，2000）

Chadwick, P, Birchwood, M., & Trower, P. (1996). Cognitive therapy for delusions, voices, and paranoia. New York: Wiley. An excellent introduction to CBT for psychosis, along with many helpful case examples, transcripts of therapist-client interactions, and discus-sion of conceptual issues.　邦訳：古村健，石垣琢麿訳『妄想・幻声・パラノイアへの認知行動療法』（星和書店，2012）

Corrigan, P.W., & Liberman, R.P. (Eds.), Behavior therapy in psychiatric hospitals. New York: Springer Publishing Company. Full of useful information and data about behavioral treatment approaches for inpatient (including forensic) schizophrenia patients.

Davidson, L. (2003). Living outside mental illness: qualitative studies of recovery in schizophrenia. New York: New York University Press. Pioneering book about the experience of people with schizophrenia as they begin to move beyond seeing themselves as patients, and toward more meaningful identities.

Fuller-Torrey, E. (2001). Surviving schizophrenia: A Manual for Families, Consumers, and Providers (4th Edition). New York: Collins. An excellent resource about research findings on schizophrenia, and current treatment options.

Heinrichs, R.W. (2001). In search of madness: Schizophrenia and neuroscience. New York: Oxford University Press. An excellent summary of the research on neuropsychological and neuroscientific findings.

Liberman, R.P., DeRisi, W.J., & Mueser, K.T. (2001). Social skills training for psychiatric patients. Boston: Allyn & Bacon. Another user-friendly guide for conducting an effective form of social skills training.

Lieberman, J. (2001). Comprehensive care of schizophrenia. London: Taylor and Francis. A thorough review of current treatment options. Written primarily for clinicians but consumers and family members can learn from this as well.

Mueser, K.T., Noordsy, DL., Drake, RE., & Fox, L. (2003). Integrated treatment for dual disorders: A guide to effective practice. New York: Guilford. Comprehensive summary of all important treatment components involved in treating dually diagnosed clients, including discussions of assessment, individual, group, family, and residential approaches, and motivational interviewing, along with many useful handouts and tools.

Sadock, B.J., & Sadock, V.A. (Eds.). Kaplan & Sadock's comprehensive textbook of psychiatry (8th Ed.). New York: Lippincott, Williams, & Wilkins. Many excellent chapters on schizophrenia, covering a range of topics including conceptualization, diagnosis, treatment, cognitive and biological findings, etc.

Sass, L. (1992). Madness and modernism. Cambridge, MA: Harvard University Press. A fascinating description of the inner world of many schizophrenia patients, using insights drawn from phenomenological philosophy.

Whitaker, R. (2003). Mad in America: Bad science, bad medicine, and the enduring mistreatment of the mentally ill. Cambridge, MA: Perseus. A scathing indictment of the medical and pharmaceutical professions in terms of treatment of schizophrenia.

7 文 献

Abramowitz, I.A., & Coursey, R.D. (1989). Impact of an educational support group on family participants who take care of their schizophrenic relatives. Journal of Consulting and Clinical Psychology 57, 232-236.

Allness, D., & Knoedler, W. (2003). The PACT model of community-based treatment for persons with severe and persistent mental illnesses: A manual for PACT start-up. Arlington, VA: National Alliance for the Mentally Ill.

American Psychiatric Association. (1994). Diagnostic and statistical manual for mental disorders (4th Ed.). Washington DC: Author.

Andreasen, N.C. (1984a). The Scale for the Assessment of Negative Symptoms (SANS). Iowa City, IA: The University of Iowa.

Andreasen, N.C. (1984b). The Scale for the Assessment of Positive Symptoms (SANS). Iowa City, IA: The University of Iowa.

Andreasen, N.C., Paradiso, S., & O'Leary, D.S. (1998). "Cognitive Dysmetria" as an integrative theory of schizophrenia: A dysfunction in cortical-subcortical-cerebellar circuitry? Schizophrenia Bulletin, 24, 203-218.

Andreasson, S., Allebeck, P., Engstrom, A., & Rydberg, U. (1987). Cannabis and schizophrenia: A longitudinal study of Swedish conscripts. Lancet, 2(8574), 1483-1486.

Anthony, W.A., Cohen, M., & Farkas, M. (1990). Psychiatric rehabilitation. Boston: Center for Psychiatric Rehabilitation.

Arseneault, L., Cannon, M., Poulton., R., Murray, R., Caspi, A., & Moffitt, I.E. (2002). Cannabis use in adolescence and risk for adult psychosis: longitudinal prospective study. British Medical Journal, 325, 1212-1213.

Attkisson, R.F., Crook, J., Karno, M., Lehman, A., McGlashan, T.H., Meltzcr, H.Y et al. (1992). Clinical services research. Schizophrenia Bulletin, 18, 561-626.

Bachmann, S., Resch, F., & Mundt, C. (2003). Psychological treatment for psychosis: history and overview. Journal of the American Academy of Psychoanalysis and Dynamic Psychiatry, 31, 155-176.

Baddeley, A.D. (1992). Implicit memory and errorless learning: A link between cognitive theory and neuropsychological rehabilitation? In L.R. Squire & N. Butters (Eds.) Neuropsychology of memory (2nd ed.) (pp. 309-3 14). New York: Guilford.

Baldwin, L., Beck, N., Menditto, A., Arms, I., & Cormier, J.F. (1992). Decreasing excessive water drinking by chronic mentally ill forensic patients. Hospital and Community Psychiatry, 43, 507-509.

Barlow, D.H., & Hersen, M. (1984). Single case experimental designs: Strategies for studying behavior change (2nd ed.). New York: Pergamon.

Beas, M.I., & Salanova, M. (in press). Self-efficacy beliefs, computer training and psychological well being among information and communication technology workers. Computers in Human Behavior

Beck, A.T. (1971). Cognitive patterns in dreams and daydreams. In J.H. Masserman (Ed.), Dream dynamics (pp. 2-7). New York: Grune & Stratton.

Beck, A.T., & Rector, N.A. (2005). Cognitive approaches to schizophrenia: Theory and therapy. Annual Review of Clinical Psychology, 1, 577-606.

Beck, N.C., Menditto, A.A., Baldwin, L., Angelone, E., & Maddox, M. (1991). Reduced frequency of aggressive behavior in forensic patients in a social learning program. Hospital and Community Psychiatry, 42, 750-752.

Bell, M., Bryson, C., & Wexier, B.E. (2003). Cognitive remediation of working memory deficits: Durability of training effects in severely impaired and less severely impaired schizophrenia. Acta Psychiatrica Scandinavica, 108, 101-109.

Bellack, A., Blanchard, J., Murphy, P., & Podell, K. (1996). Generalization effects of training on the Wisconsin Card Sorting Test for schizophrenia patients. Schizophrenia Research, 19, 189-194.

Bellack, A.S., Morrison, R.L., Mueser, K.T., Wade, J.H., & Sayers, S.L. (1990). Role play for assessing the social competence of psychiatric patients. Psychological Assessment: A Journal of Consulting and Clinical Psychology 2, 248-255.

Bellack, A.S., Sayers, M., Mueser, K.T., & Bennet, M. (1994). An evaluation of social problem solving in schizophrenia. Journal of Abnormal Psychology 103, 37 1-378.

Bellack, A.S., Schooler, N. R, Marder, S.R., Kane, J.M., Brown, C.H., & Yang, Y. (2004). Do clozapine and risperidone affect social competence and problem solving? American Journal of Psychiatry, 161, 364-367.

Bellus, S.B., Kost, P.P., Vergo, J.G., Gramse, R., & Weiss, B.A. (1999). Academic skills, self-care skills and on-ward behavior with cognitively impaired, chronic psychiatric inpatients. Psychiatric Rehabilitation Skills, 3, 23-40.

Bender, (1966). The concept of plasticity in childhood schizophrenia. Proceedings of the Annual Meeting of the American Psychopathological Association, 54, 354-365.

Benedict, R., Harris, A., Markow, T., McCormick, J., Nuechterlein, K., & Asarnow, R. (1994). Effects of training in information processing in schizophrenia. Schizophrenia Bulletin, 20, 537-546.

Benton, M., & Schroeder, H. (1990). Social skills training with schizophrenics: A meta-analytic evaluation. Journal of Consulting and Clinical Psychology 58, 741-747.

Bleuler, B. (1950). Dementia praecox or the group of schizophrenias. New York: International Universities Press. [Originally published as Dementia praecox oder die gruppe der schizophrenien, 1911.]

Bleuler, M. (1978). The schizophrenic disorders: Long-term patient and family studies (S. M Clemens, trans.). New Haven, CT: Yale University Press.

Böker, W., & Brenner, H.D. (1983). Selbstheilungsversuche schizophrener. Nervenarzt, 54, 578-589.

Bond, G., Dincin, J., Setze, P., & Witheridge, T. (1984). The effectiveness of psychiatric rehabilitation: A summary of research at Thresholds. Psychosocial Rehabilitation Journal,

7, 6-22.

Brenner, H., Hodel, B., Roder, V., & Corrigan, P. (1992). Treatment of cognitive dysfunctions and behavioral deficits in schizophrenia. Schizophrenia Bulletin, 18, 21-26.

Brenner, H., Roder, V., Hodel, B., Kienzle, N., Reed, D., & Liberman, R. (1994). Integrated psychological therapy for schizophrenic patients. Toronto: Hogrefe & Huber.

Brieff, R. (1994). Personal computers in psychiatric rehabilitation: A new approach to skills training. Hospital and Community Psychiatry 45, 207-260.

Broen, W.E. (1968). Schizophrenia: Research and theory. New York: Academic Press.

Broen, W.E. Jr., & Storms, L.H. (1966). Lawful disorganization: The process underlying a schizophrenic syndrome. Psychological Review 73, 265-279.

Bromley, E. (2005). A collaborative approach to targeted treatment development for schizophrenia: A qualitative evaluation of the NIMH-MATRICS project. Schizophrenia Bulletin, 31, 954-961.

Brook, B.D. (1973). Crisis hostel: An alternative to psychiatric hospitalization for emergency patients. Hospital and Community Psychiatry 24, 621-624.

Buchanan, R.W., & Carpenter, W.T. (2005). Schizophrenia and other psychotic disorders. In B.J. Sadock & V.A. Sadock (Eds.), Kaplan & Sadock's comprehensive textbook of psychiatry (8th Ed.) (pp. 1329-1345). New York: Lippincott, Williams, & Wilkins.

Budoff, M. (1987). Measures for assessing learning potential. In CS. Lidz (Ed.), Dynamic assessment (pp. 173-195). New York: Guilford.

Bums, B.J., & Santos, A.B. (1995). Assertive community treatment: An update of randomized trials. Psychiatric Services, 46, 669-675.

Burns, T, Creed, F., Fahy, I., Thompson, S., Tyrer, P., & White, I. (1999). Intensive vs. standard case management for severe psychotic illness: A randomised trial. Lancet, 353, 2185-2189.

Burns, T., Fioritti, A., Holloway, F., Maim, U., & Rossler, W. (2001) Case management and assertive community treatment in Europe. Psychiatric Services, 52, 631-636.

Byford, S., Fiander, M., Torgerson, D.J., Barher, J.A., Thompson, S.G., Burns, et al. (2000) Cost-effectiveness of intensive v. standard case management for severe psychotic illness. British Journal of Psychiatry 176, 537-543.

Calev, A., Korin, Y., Kugelmass, S., & Lerer, B. (1987). Performance of chronic schizophrenics on matched word and design recall tasks. Biological Psychiatry 22, 699-709.

Cantor-Graae, E., & Selten, J-P. (2005). Schizophrenia and migration: A meta-analysis and review. American Journal of Psychiatry 162, 12-24.

Campos, D.T., & Gieser, M.T. (1985). The psychiatric emergency/crisis disposition and community networks. Emergency Health Services Review, 3, 117-128.

Carpenter, W.T., Bartko, J.J., Carpenter, C.L., & Strauss, J.S. (1976). Another view of schizophrenia subtypes: A report from the International Pilot Study of Schizophrenia. Archives of General Psychiatry 33, 508-516.

Carpenter, W. T, & Gold, J.M. (2002). Another view of therapy for cognition in schizophrenia. Biological Psychiatry 51, 969-971.

Carr V., & Wale, J. (1986). Schizophrenia: an information processing model. Australian and New Zealand Journal of Psychiatry 20, 136-155.

Caspi, A., Moffitt, T.E., Cannon, M., McClay, J., Murray, R., Harrington, H., et al. (2005). Moderation of the effect of adolescent-onset cannabis use on adult psychosis by a functional polymorphism in the catechol-O-methyltransferase gene: Longitudinal evidence of a gene X environment interaction. Biological Psychiatry 57, 1117-1127.

Chadwick, P., Birchwood, M., & Trower, P. (1996). Cognitive therapy for delusions, voices, and paranoia. New York: Wiley.

Ciompi, L. (1980). Catamnestic long-term study on the course of life and aging of schizophrenics. Schizophrenia Bulletin, 6, 606-618.

Cicerone, K.D., Dahlberg, C., Kalmar, K., Langenbahn, D.M., Malec, J.F., Berquist, et al. (2000). Evidence-based cognitive rehabilitation: Recommendations for clinical practice. Archives of Physical Medicine and Rehabilitation, 81, 1596-1615.

Cohen, J.D., Barch, D.M., Carter, C., & Servan-Schreiber, D. (1999). Context-processing deficits in schizophrenia: Converging evidence from three theoretically motivated cognitive tasks. Journal of Abnormal Psychology, 108, 120-133.

Cohen, J.D., & Servan-Schreiber, D. (1992). Context, cortex, and dopamine: A connectionist approach to behavior and biology in schizophrenia. Psychological Review, 99, 45-777.

Condray, R. (2005). Language disorder in schizophrenia as a developmental learning disorder. Schizophrenia Research, 73, 5-20.

Conley, R.R., & Kelly, D.L. (2001). Management of treatment resistance in schizophrenia. Biological Psychiatry, 50, 898-911.

Copeland, M.E. (1999). Wellness recovery action plan. West Dummerston, VT: Peach Press.

Corrigan, P.W., & Liberman, R.P. (Eds.). (1994). Behavior therapy in psychiatric hospitals. New York: Springer Publishing Company.

Corrigan, P.W., & Penn, D.L. (1995). The effects of antipsychotic and antiparkinsonian medication on psychosocial skill learning. Clinical Psychology Science and Practice, 2, 251-262.

Danion, J.M., Rizzo, L., & Bruant, A. (1999). Functional mechanisms underlying impaired recognition memory and conscious awareness in patients with schizophrenia. Archives of General Psychiatry, 56, 639-644.

Davidson, L., Shahar, C., Stayner, D.A., Chinman, M.J., Rakfeldt, J., & Tebes, J.K. (2004). Supported socialization for people with psychiatric disabilities: Lessons from a randomized controlled trial. Journal of Community Psychology 32, 453-477.

DeSisto, M., Harding, C.M., McCormick, R.V., Ashikaga, I., & Brooks, G.W. (1995a). The Maine and Vermont three-decade studies of serious mental illness. II. Longitudinal course comparisons. British Journal of Psychiatry, 167, 338-342.

DeSisto, M.J., Harding, C.M., McCormick, R.V., Ashikaga, I., & Brooks, G.W. (1995b). The Maine and Vermont three-decade studies of serious mental illness. I. Matched comparison of cross-sectional outcome. British Journal of Psychiatry, 167, 331-338.

Dickerson, F. (2004). Update on cognitive behavioral psychotherapy for schizophrenia: Review of recent studies. Journal of Cognitive Psychotherapy: An International Quarterly, 18, 189-205.

Docherty, N.M., Hawkins, K.A., Hoffman, R.E., Quinlan, D., Rakfeldt, J., & Sledge, W.H. (1996). Working memory, attention, and communication disturbances in schizophrenia. Journal of

7. 文 献

Abnormal Psychology 105, 212-219.

Dolder, C.R., Lacro, J.P., Leckband, S., & Jeste, D.V. (2003). Interventions to improve antipsychotic medication adherence: review of recent literature. Journal of Clinical Psychopharmacology 23, 389-399.

Doody, G.A., Johnstone, E.C., Sanderson, T.L., Owens, D.G., & Muir, W.J. (1998). "Pfropfschizophrenic" revisited: Schizophrenia in people with mild learning disability. The British Journal of Psychiatry, 173, 145-153.

Drake, R., & Bellack, A. (2005). Psychiatric rehabilitation. In B.J. Sadock & V.A. Sadock (Eds.), Kaplan & Sadock's comprehensive textbook of psychiatry (8th Ed.) (pp. 1476-1487). New York: Lippincott, Williams, & Wilkins.

Drake, R.E., Mercer-McFadden, C., Mueser, K.T., McHugo, G.J., & Bond, CR. (1998). Review of integrated mental health and substance abuse treatment for patients with dual disorders. Schizophrenia Bulletin, 24, 589-608.

Drake, R.E., & Mueser, K.T. (2000). Psychosocial approaches to dual diagnosis. Schizophrenia Bulletin, 26, 105-118.

Drake, R.E., & Mueser, K.T. (2001). Managing comorbid schizophrenia and substance abuse. Current Psychiatry Reports, 3, 418-422.

Drake, R.E., & Sederer, LI. (1986). The adverse effects of intensive treatment of chronic schizophrenia. Comprehensive Psychiatry, 27, 313-326.

Dumont, J., & Jones, K. (2001, February). Findings from a consumer/survivor defined alternative to psychiatric hospitalization. Paper presented at the National Association of State Mental Health Program Directors Research Institute Conference, February 13, 2001.

Durham, T. (1997). Work-related activity for people with long-term schizophrenia: A review of the literature. British Journal of Occupational Therapy 60, 248-252.

D'Zurilla, T.J. (1986). Problem-solving therapy: A social competence approach to clinical intervention. New York: Springer-Verlag.

D'Zurilla, T.J. (1988). Problem-solving therapies. In K.S. Dobson (Ed.), Handbook of cognitive-behavioral therapies (pp. 85-135). New York: Guilford.

D'Zurrila, T.J., & Goldfried, M.R. (1971). Problem-solving and behavior modification. Journal of Abnormal Psychology 78, 107-126.

Edwards, J., Maude, D., McGorry, P.D., Harrigan, SM., & Cocks, J.T. (1998). Prolonged recovery in first-episode psychosis. British Journal of Psychiatry (Suppl.), 172, 107-116.

Fairweather, G., Sanders, D., Maynard, H., & Cressler, D. (1969). Community life for the mentally ill: An alternative to institutional care. Chicago: Aldine.

Falloon, JR., & Pederson, J. (1985). Family management in the prevention of morbidity of schizophrenia: The adjustment of the family unit. British Journal of Psychiatry, 147, 156-163.

Felton, C.J., Stastny, P., Shern, D.L., Blanch, A., Donahue, SA., Knight, E., & Brown, C. (1995). Consumers as peer specialists on intensive case management teams: Impact on client outcomes. Psychiatric Services, 46, 1037-1044.

Feeney, T.J., & Ylvisaker, M. (2003). Context-sensitive behavioral supports for young children with TBI: Short-term effects and long-term outcome. Journal of Head Trauma

Rehabilitation, 18, 33-51.

Fish, B. (1987). Infant predictors of the longitudinal course of schizophrenic development. Schizophrenia Bulletin, 13, 395-409.

Fiszdon, J.M., & Bell, M.D. (2004). Remédiation cognitive et thérapie occupationnelle dans le traitement ambulatoire du patient souffrant de schizophrénie [Cognitive remediation and work therapy in the outpatient treatment of patients with schizophrenia]. Santé Mentale au Quebec, 29, 117-142.

Flesher, S. (1990). Cognitive habilitation in schizophrenia: A theoretical review and model of treatment. Neuropsychology Review 1, 223-246.

Galanter, M. (1988). Zealous self-help groups as adjuncts to psychiatric treatment: A study of Recovery, Inc. American Journal of Psychiatry, 145, 1248-1253.

Gitlin, M., Nuechterlein, K., Subotnik, K.L., Ventura, J., Mintz, J., Fogelson, DL., Bartzokis, G., & Aravagiri, M. (2001). Clinical outcome following neuroleptic discontinuation in patients with remitted recent-onset schizophrenia. American Journal of Psychiatry 158, 1835-1842.

Glass, L.L., Katz, H.M., Schnitzer, RD., Knapp, P.H., Frank, A.F., & Gunderson, J.G. (1989). Psychotherapy of schizophrenia: An empirical investigation of the relationship of process to outcome. American Journal of Psychiatry 146, 603-608.

Gold, J.M., Queern, C., Iannone, V.N., & Buchanan, R.W. (1999). Repeatable battery for the assessment of neuropsychological status as a screening test in schizophrenia I: Sensitivity, reliability, and validity. American Journal of Psychiatry, 156, 1944-1950.

Goldberg, T.E., Weinberger, D.R., Berman, K.F., Pliskin, N.H., & Podd, M.H. (1987). Further evidence for dementia of the prefrontal type in schizophrenia? A controlled study of teaching the Wisconsin Card Sorting Test. Archives of General Psychiatry, 44, 1008-1014.

Gordon, E., Cooper, N., Rennie, C., Hermens, D., & Williams, L.M. (2005). Integrative neuroscience: The role of a standardized database. Clinical EEG and Neuroscience, 36, 64-75.

Green, M.F. (1996). What are the functional consequences of cognitive deficits in schizophrenia? American Journal of Psychiatry, 153, 321-330.

Green, M.F. (1998). Schizophrenia from a neurocognitive perspective. Boston: Allyn & Bacon.

Green, M.F., Kern, RE, Braff, D.L., & Mintz, J. (2000). Neurocognitive deficits and functional outcome: Are we measuring the "right stuff." Schizophrenia Bulletin, 26, 119-136.

Green, M.F, Nuechterlein, K.H., Gold, J.M., Barch, D.M., Cohen, J., Essock, S., et al. (2004). Approaching a consensus cognitive battery for clinical trials in schizophrenia: The NIMH-MATRICS conference to select cognitive domains and test criteria. Biological Psychiatry 56, 301-307.

Green, M.F., Olivier, B., Crawley, J., Penn, D., & Silverstein, S. (2005). Social cognition in schizophrenia: Recommendations from the MATRICS New Approaches Conference. Schizophrenia Bulletin, 31, 882-887.

Gunderson, J.G., Frank, A.F., Katz, H.M., Vannicelli, M.L., Frosch, J.P., & Knapp, P.H. (1984). Effects of psychotherapy on schizophrenia: II. Comparative outcome of two forms of treatment. Schizophrenia Bulletin, 10, 564-598.

Haddock, G., Sellwood, W., Tarrier, N., & Yusupoff, L. (1994). Developments in cognitive-behavior therapy for persistent psychotic symptoms. Behavior Change, 11, 200-212.

Hall, l.A., Horgan, T.G., Stein, T.S., & Roter, D.L. (2002). Liking in the physician-patient relationship. Patient Education and Counseling, 48, 69-77.

Harding, C.M., Brooks, G.W., Ashikaga, T., Strauss, IS., & Breier, A. (1987). The Vermont longitudinal study of persons with severe mental illness, II: Long-term outcome of subjects who retrospectively met DSM-III criteria for schizophrenia. American Journal of Psychiatry, 144, 727-735.

Hauff, E., Varvin, S., Laake, P., Melle, I., Vaglum, P., & Friis, S. (2002). Inpatient psychotherapy compared with usual care for patients who have schizophrenic psychoses. Psychiatric Services, 53, 471-473.

Harvey, P.D., Green, M.F., McGurk, S.R., & Meltzer, H.Y. (2003b). Changes in cognitive functioning with risperidone and olanzapine treatment: A large-scale, double-blind randomized study. Psychopharmacology 169, 404-411.

Harvey, P.D., & Keefe, R.S.E. (2001). Studies of cognitive change in patients with schizophrenia following novel antipsychotic treatment. American Journal of Psychiatry, 158, 176-184.

Hatashita-Wong, M., & Silverstein, S.M. (2003). Coping with voices: selective attention training for persistent auditory hallucinations in treatment refractory schizophrenia. Psychiatry, 66, 255-261.

Heaton-Ward, A. (1977). Psychosis in mental handicap. British Journal of Psychiatry, 130, 525-533.

Heinssen, R.K. (2002). Improving medication compliance of a patient with schizophrenia through collaborative behavioral therapy. Psychiatric Services, 53, 255-257.

Heinssen, R.K., Libennan, R.P, & Kopelowicz, A. (2000). Psychosocial skills training for schizophrenia: Lessons from the laboratory. Schizophrenia Bulletin, 26, 21-46.

Henquet, C., Murray, R., Linszen, D., & van Os, J. (2005). The environment and schizophrenia: The role of cannabis use. Schizophrenia Bulletin, 31, 608-612.

Herz, MI., Glazer, W.M., Mostert, M.A., Sheard, M.A., Szymanski, H.V., Hafez, H., Mirza, M., & Vana, J. (1991). Intermittent vs maintenance medication in schizophrenia. Two-year results. Archives of General Psychiatry, 48, 333-339.

Hobart, M.P., Goldberg, R., Bartko, J.J., & Gold, J.M. (1999). Repeatable battery for the assessment of neuropsychological status as a screening test in schizophrenia, II: convergent/discriminant validity and diagnostic group comparisons. American Journal of Psychiatry 156, 1951-1957.

Hogarty, G. (2003) Personal therapy for schizophrenia and related disorders: A guide to individualized treatment. New York: Guilford.

Hogarty, G.E., & Flesher, S. (1999a). Developmental theory for a cognitive enhancement therapy of schizophrenia. Schizophrenia Bulletin, 25, 677-692.

Hogarty, G.E., & Flesher, S. (1999b). Practice principles of cognitive enhancement therapy for schizophrenia Schizophrenia Bulletin, 25, 693-708.

Hogarty, G.E., Flesher, S., Ulrich, R., Carter, M., Greenwald, D., Pogue-Geile, M., Keshavan, M., Cooley, S., DiBarry, A.L., Garrett, A., Parepally, H., & Zoretich, R. (2004). Cognitive enhancement therapy for schizophrenia: Effects of a 2-year randomized trial on cognition and behavior. Archives of General Psychiatry, 61, 866-876.

Hogarty, G.E., Greenwald, D., Ulrich, R.F., Koroblith, S.J., DiBarry, A.L., Cooley, S., Carter, M., & Flesher, S. (1997). Three-year trials of personal therapy among schizophrenic patients living with or independent of family, II: Effects on adjustment of patients. American Journal of Psychiatry 154, 1514-1524.

Holmes, E.P., Corrigan, P.W., Knight, P.W., & Flaxman, J. (1995). Development of a sleep management program for people with severe mental illness. Psychiatric Rehabilitation Journal, 19, 9-15.

Huber, G., Gross, G., & Schuttler, R. (1975). A long-term follow-up study of schizophrenia: psychiatric course of illness and prognosis. Acta Psychiatrica Scandinavica, 52, 49-57.

Huber, G., Gross, G., Schuttler, R., & Linz, M. (1980). Longitudinal studies of schizophrenic patients. Schizophrenia Bulletin, 6, 592-605.

IAPSRS: International Association of Psychosocial Rehabilitation Services. (1997). Practice guidelines for the psychiatric rehabilitation of persons with severe and persistent mental illness in a managed care environment. Columbia, MD: IAPSRS.

Ikebuchi, E., & Anzai, N. (1995). Effect of the medication management module evaluated using the role play test. Psychiatry and Clinical Neuroscience, 49, 151-156.

Jablensky, A., Sartorius, N., Ernberg, G., Anker, M., Korten, A., Cooper, et al. (1992). Schizophrenia: manifestations, incidence and course in different cultures. A World Health Organization ten-country study. Psychological Medicine Monograph Supplement, 20, 1-97.

Javitt, D.C., & Zukin, S.R. (1991). Recent advances in the phencyclidine model of schizophrenia. American Journal of Psychiatry, 148, 1301-1308.

Jones, N.T., Menditto, A.A., Geeson, L.R., Larson, E., & Sadewbite, L. (2001). Teaching social-learning procedures to paraprofessionals working with severely mentally-ill individuals in a maximum-security forensic hospital. Behavioral Interventions, 16, 167-179.

Kane, J.M., & Marder, S.R. (1993). Psychopharmacologic treatment of schizophrenia. Schizophrenia Bulletin, 19, 287-302.

Karon, B.P., & VandenBos, G.R. (1981). Psychotherapy of schizophrenia. The treatment of choice. New York: Jason Aronson.

Kavanagh, D.J., McGrath, J., Saunders, J.B., Dore, C., & Clark, D. (2002). Substance misuse in patients with schizophrenia: Epidemiology and management. Drugs, 62, 743-755.

Kay, S.R., Opler, L.A., & Fiszbein, A. (1987). The Positive and Negative Syndrome Scale (PANSS) for schizophrenia. Schizophrenia Bulletin, 13, 261-276.

Keefe, R.S., Goldberg, I.E., Harvey, P.D., Gold, J.M., Poe, M.P., & Coughenour, L. (2004). The Brief Assessment of Cognition in Schizophrenia: reliability, sensitivity, and comparison with a standard neurocognitive battery. Schizophrenia Research, 68, 283-297.

Ken, S., Kiss, I., Kelemen, O., Benedek, G., & Janka, Z. (2005). Anomalous visual experiences, negative symptoms, perceptual organization and the magnocellular pathway in schizophrenia: A shared construct? Psychological Medicine, 35, 1445-1455.

Kern, R.S. (1996). Cognitive rehabilitation of people with mental illness. Psychiatric Rehabilitation Skills, 1, 69-77.

Kern, R.S., Green, M.F., Goldstein, M.J. (1995). Modification of performance on the span of apprehension, a putative marker of vulnerability to schizophrenia. Journal of Abnormal Psychology 104, 385-389.

Kern, R.S., Green, M.F., Mintz, J., & Liberman, R.P (2003). Does "errorless learning" compensate for neurocognitive impairments in the work rehabilitation of persons with schizophrenia? Psychological Medicine, 33, 433-442.

Kern, R.S., Green, M.F., Mitchell, S., Kopelowicz, A., Mintz, J., & Liberman, R.P. (2005). Extensions of errorless learning for social problem-solving deficits in schizophrenia. American Journal of Psychiatry, 162, 513-519.

Kern, R.S., Liberman, R.P., Kopelowicz, A., Mintz, J., & Green, M.E (2002). Applications of errorless learning for improving work performance in persons with schizophrenia. American Journal of Psychiatry, 159, 1921-1926.

Kern, R.S., Wallace, C.J., Hellman, 5G., Womack, L.M., & Green, M.F. (1996). A training procedure for remediating WCST deficits in chronic psychotic patients: An adaptation of errorless learning principles. Journal of Psychiatric Research, 30, 283-294. Erratum in: Journal of Psychiatric Research, 31, 1 (1997).

Kirkpatrick, B., Buchanan, R.W., Ross, D.E., & Carpenter, W.T., Jr. (2001). A separate disease within the syndrome of schizophrenia. Archives of General Psychiatry, 58, 165-171.

Kirkpatrick, B., & Tek, C. (2005). Schizophrenia: Clinical features and psychopathology concepts. In B.J. Saddock & V.A. Sadock (Eds.), Kaplan & Sadocky comprehensive textbook of psychiatry (8th ed.) (pp. 14 16-1436). New York: Lippincott, Williams, & Wilkins.

Kissling, W. (1992). Ideal and reality of neuroleptic relapse prevention. British Journal of Psychiatry Suppl(18), 133-139.

Knight, R.A., & Silverstein, S.M. (1998). The role of cognitive psychology in guiding research on cognitive deficits in schizophrenia. In M.F. Lenzenweger & R.H. Dworkin (Eds.), Origins and development of schizophrenia: Advances In experimental psychopathology (pp. 247-295). Washington DC: APA Press.

Kopelowicz, A., & Liberman, R.P. (1995). Biobehavioral treatment and rehabilitation of schizophrenia. Harvard Review of Psychiatry, 3, 55-64.

Kopelowicz, A., Wallace, C.J., & Zarate, R. (1998). Teaching psychiatric inpatients to re-enter the community: A brief method of improving the continuity of care. Psychiatric Services, 49, 1313-1316.

Kraepelin, E. (1907). Textbook of psychiatry (7th ed.) (A.R. Diefendorf, Trans.). London: Macmillan.

Lam, D. (1991). Psychosocial family intervention in schizophrenia: A review of empirical studies. Psychological Medicine, 21, 423-441.

Lecomte, T., Cyr, M., Lesage, A.D., Wilde, J., Leclerc, C., & Ricard, N. (1999). Efficacy of a self-esteem module in the empowerment of individuals with schizophrenia. Journal of Nervous and Mental Disease, 187, 406-413.

LePage, IP. (1999). The impact of a token economy on injuries and negative events on an acute inpatient unit. Psychiatric Services, 50, 941-944.

Lehman, A.F., Kreyenbuhl, J., Buchanan, R.W., Dickerson, F.B., Dixon, L.B., Goldberg, R., et al. (2004). The Schizophrenia Patient Outcomes Research Team (PORT): Updated treatment recommendations 2003. Schizophrenia Bulletin, 30, 193-217.

Lehman, A.F., Steinwachs, D.S., and the Survey coinvestigators of the PORT Project (1998). Translating research into practice: the schizophrenia patient outcomes research team (PORT) treatment recommendations. Schizophrenia Bulletin, 24, 1-10.

Lehman, A.F., & Steinwachs, D.M. (2003). Evidence-based psychosocial treatment practices in schizophrenia: Lessons from the Patient Outcomes Research Team (PORT) project. Journal of the American Academy of Psychoanalysis and Dynamic Psychiatry, 31, 141-154.

Lehman, A.F., Ward, N.C., & Linn, L.S. (1982). Chronic mental patients: The quality of life issue. American Journal of Psychiatry, 139, 1271-1276.

Liberman, R.P. (Ed.). (1992). Handbook of psychiatric rehabilitation. Boston: Allyn & Bacon.

Liberman, R.P., & Corrigan, P.W. (1993). Designing new psychosocial treatments for schizophrenia. Psychiatry, 56, 238-249.

Liberman, R.P., Hilty, D.M., Drake, R.E., & Tsang, H.W. (2001). Requirements for multidisciplinary teamwork in psychiatric rehabilitation. Psychiatric Services, 52, 1331-1342.

Liberman, R.P., Kopelowicz, A., & Silverstein, SM. (2005). Psychiatric rehabilitation. In B.J. Sadock & V.A. Sadock (Eds.), Kaplan & Sadock's comprehensive textbook of psychiatry, (8th ed.) (pp. 3884-3930). New York: Lippincott, Williams, & Wilkins.

Liberman, R.P., Kuehnel, T.G., & Backet, T.E. (1998). Professional competencies for psychiatric rehabilitation. Camarillo, CA: Psychiatric Rehabilitation Consultants.

Lieberman, J.A., Stroup, T.S., McEvoy, J.P., Swartz, M.S., Rosenheck, R.A., Perkins, D.O., Keefe, R.S., Davis, S.M., Davis, C.E., Lebowitz, B.D., Severe, J., Hsiao, J.K.; Clinical Antipsychotic Trials of Intervention Effectiveness (CATIE) Investigators. (2005). Effectiveness of antipsychotic drugs in patients with chronic schizophrenia. New England Journal of Medicine, 353, 1209-1223.

Lipton, F.R., Siegel, C., Hannigan, A., Samuels, J., & Baker, S. (2000). Tenure in supportive housing for homeless persons with severe mental illness. Psychiatric Services, 51, 479-486.

Llorents, S., Dschaufeli, W., Bakker, & Salanova, M. (in press). Does a positive gain spiral of resources, efficacy beliefs, and engagement exist? Computers in Human Behavior.

Loebel, A.D., Lieberman, J.A., Alvir, J.M., Mayerhoff, D.I., Geisler, S.H., & Szymanski, S.R. (1992). Duration of psychosis and outcome in first-episode schizophrenia. American Journal of Psychiatry 149, 1183-1188.

Luke, D., Roberts, L, & Rappaport, J. (1994). Individual, group context, and individual-group fit predictors of self-help group attendance. In Ti. Powell (Ed), Understanding the self-help organization: Frameworks and findings (pp.88-114). Thousand Oaks, CA: Sage.

Lyotard, J.F. (1984). The post-modern condition: A report on knowledge (G. Bennington & B. Massumi, Trans.). Minneapolis: University of Minnesota Press.

Lysaker, P.H., & Lysaker, J.T. (2002). Narrative structure in psychosis. Theory and Psychology, 12, 207-220.

Lysaker, P.H., & Lysaker, J.T. (2004). Schizophrenia as dialogue at the ends of its tether: The relationship of disruptions in identity with positive and negative symptoms. Journal of Constructivist Psychology, 17, 105-119.

Mace, F.C., Mauro, B.C., Boyajian, A.E., & Eckert, T.L. (1997). Effects of reinforcer quality on behavioral momentum: Coordinated applied and basic research. Journal of Applied Behavior Analysis, 30, 1-20.

MacDonald, A.W. III, Carter, C.S., Kerns, J.G., Ursu, S., Barch, D.M., Holmes, A.J., Stenger, V.A., & Cohen, J.D. (2005). Specificity of prefrontal dysfunction and context processing deficits to schizophrenia in never-medicated patients with first-episode psychosis. American Journal of Psychiatry, 162, 475-484.

MacKain, S., Smith, T., Wallace, C., & Kopelowicz, A. (1998). Evaluation of a community re-entry program. International Review of Psychiatry, 10, 76-83.

Martin, B.C., & Miller, L.S. (1998). Expenditures for treating schizophrenia: A population-based study of Georgia Medicaid recipients. Schizophrenia Bulletin, 24, 479-488.

Maslin, J. (2003). Substance misuse in psychosis: Contextual issues. In H.L. Graham, A. Copello, M.J. Birchwood, & K.T. Mueser (Eds.), Substance misuse in psychosis: Approaches to treatment and service delivery (pp. 3-23). West Sussex, England: Wiley,

McCreadie, R.G. and the Scottish Comorbidity Study Group. (2002). Use of drugs, alcohol, and tobacco by people with schizophrenia: Case-control study. British Journal of Psychiarty, 181, 321.

McFarlane, W., Link, B., Dushay, R., Marchal, J., & Crilly, J. (1995). Psychoeducational multiple family groups: Four-year relapse outcome in schizophrenia. Family Process, 34, 127-144.

McFarlane, W., Lukens, E., Link, B., Dushay, R., Deakins, SA., & Newmark, M. (1995). Multiple-family groups and psychoeducation in the treatment of schizophrenia. Archives of General Psychiatry, 52, 79-687.

Medalia, A., Aluma, M., Tyron, W., & Merriam, A.E. (1998). Effectiveness of attention training in schizophrenia. Schizophrenia Bulletin, 24, 147-152.

Medalia, A., Dorn, H., & Watras-Gans, S. (2000). Treating problem solving deficits on an acute care psychiatric inpatient unit. Psychiatry Research, 97, 79-88.

Medalia A., Revheim, N., & Casey M. (2001). The remediation of problem-solving skills in schizophrenia. Schizophrenia Bulletin, 27, 259-267.

Medalia, A., & Revheim, N. (1998). Computer assisted learning in psychiatric rehabilitation. Psychiatric Rehabilitation Skills, 3, 77-98.

Medalia, A., Reyheim, N., & Casey, M. (2000). Remediation of memory disorders in schizophrenia. Psychological Medicine, 30, 1451-1459.

Mednick, S.A., Huttunen, M.O., & Machon, R.A. (1994). Prenatal influenza infections and adult schizophrenia. Schizophrenia Bulletin, 20, 263-267.

Meichenbaum, D. (1969). The effects of instructions and reinforcement on thinking and language behavior of schizophrenics. Behavior Research and Therapy, 7, 101-114.

Meichenbaum, D.M., & Cameron, R. (1973). Training schizophrenics to talk to themselves: A means of developing attentional controls. Behavior Therapy 4, 515-534.

Meltzer, H.Y., & McGurk, S.R. (1999). The effects of clozapine, risperidone, and olanzapine on cognitive function in schizophrenia. Schizophrenia Bulletin, 25, 233-255.

Menditto, A.A. (2002). A social-learning approach to the rehabilitation of individuals with severe mental disorders who reside in forensic facilities. Psychiatric Rehabilitation Skills, 6, 73-93.

Menditto, A.A., Baldwin, L.J., O'Neal, L.G., & Beck, NC. (1991). Social learning procedures for increasing attention and improving basic skills in severely regressed institutionalized patients. Journal of Behavior Therapy and Experimental Psychiatry, 22, 265-269.

Menditto, A.A., Beck, N.C., Stuve, P., Fisher, J.A., Stacy, M., Logue, M.B., & Baldwin, L.J. (1996). Effectiveness of clozapine and a social learning program for severely disabled psychiatric inpatients. Psychiatric Services, 47, 46-51.

Menditto, A.A., Valdes, L., & Beck, N.C. (1994). Implementing a comprehensive social-learning program within the forensic psychiatric service of Fulton State Hospital. In P.W. Corrigan & R.P. Liberman (Eds.), Behavior therapy in psychiatric hospitals. New York: Springer-Verlag.

Menditto, A.A., Wallace, C.J., Liberman, R.P., Vander Wal, J., Jones, N.T., & Stuve, P. (1999). Functional assessment of independent living skills. Psychiatric Rehabilitation Skills, 3, 200-219.

Michie, A., Lindsay, W., & Smith, A. (1998). Changes following community living skills training: A controlled study. British Journal of Clinical Psychology 37, 109-111.

Mojtabai, R., Nicholson, R.A., Isohanni, M., Jones, P., & Partennen, U. (1998). Role of psychosocial treatments in management of schizophrenia: A meta-analytic review of controlled outcome studies. Schizophrenia Bulletin, 24, 569-587.

Monroe-DeVita, M., & Mohatt, D. (1999). The state hospital and the community: An essential continuum for persons with severe and persistent mental illness. In W. Spaulding (Ed.), The role of the state hospital in the 21st century: Vol. 84 (pp. 85-98). San Francisco: Jossey-Bass.

Morice, R., & Delehunty, A. (1996). Frontal/executive impairments in schizophrenia. Schizophrenia Bulletin, 22, 125-137.

Mosher, L. (1999). Soteria and other alternatives to acute psychiatric hospitalization: A personal and professional review. Journal of Nervous and Mental Disease, 187, 142-149.

Mosher, L.R., & Bola, J.R. (2000). The Soteria Project: Twenty-five years of swimming upriver. Complexity and Change, 9, 68-74.

Mosher, L.R., & Menn, A.Z. (1978). Community residential treatment for schizophrenia: Two-year follow-up. Hospital and Community Psychiatry, 29, 715-723.

Mueser, K., Bond, C., Drake, R., & Resnick, S. (1998). Models of community care for severe mental illness: A review of research on case management. Schizophrenia Bulletin, 24, 37-73.

Mueser, K.T., Clark, R.E., Haines, M., Drake, R.E., McHugo, G.J., Bond, G.R., et al. (2004). The Hanford study of supported employment for persons with severe mental illness. Journal of Consulting and Clinical Psychology 72, 479-490.

Mueser, K.T., Corrigan, P.W., Hilton, D.W., Tanzman, B., Schaub, A., Gingerich, S., et al. (2002). Illness management and recovery: a review of the research. Psychiatric Services, 53, 1272-1284.

Nasrallah, H.A., & Smeltzer, D.J. (2003). Contemporary diagnosis and management of the patient with schizophrenia. Newtown, PA: Handbooks in Health Care.

Nuechterlein, K.H. (1991). Vigilance in schizophrenia and related disorders. In S.R. Steinhauer, J.H. Gruzelier, & J. Zubin (Eds.), Handbook of schizophrenia: Neuropsychology, psychophysiology and information processing. Vol. 5 (pp. 397-433). Amsterdam: Elsevier.

O'Brien, W.H., & Haynes, S.N. (1993). Behavioral assessment in the psychiatric setting. In A.S. Bellack & M. Hersen (Eds.), Handhook of hehavior therapy in the psychiatric setting (pp. 39-7 1). New York: Plenum.

O'Carroll, R.E., Russell, H.H., Lawrie, S.M., & Johnstone, E.C. (1999). Errorless learning and the cognitive rehabilitation of memory-impaired schizophrenic patients. Psychological Medicine, 29, 105-112.

Olney, J.W., & Farber, N.B. (1995). Glutamate receptor dysfunction and schizophrenia. Archives of General Psychiatry, 52, 998-1007.

Palmer, B.W., Heaton, R.K., Paulsen, J.S., Kuck, J., Braff, D., Harris, et al. (1997). Is it possible to be schizophrenic yet neuropsychologically normal? Neuropsychology 11, 437-446.

Park, S., & Holzman, P.S. (1992). Schizophrenics show spatial working memory deficits. Archives of General Psychiatry, 49, 975-981.

Parson, J., May, J., & Menoslascino, F.J. (1984). The nature and incidence of mental illness in mentally retarded individuals. In F.J. Menolascino & J.A. Stark (Eds.), Handhook of mental illness in the mentally retarded. New York. Plenum.

Patterson, T.L., Goldman, S., McKibbin, C.L., Hughs, T., & Jeste, D.V. (2001). UCSD Performance-Based Skills Assessment: Development of a new measure of everyday functioning for severely mentally ill adults. Schizophrenia Bulletin, 27, 235-245.

Paul, G.L. (1984). Residential treatment programs and after care for the chronically institutionalized. In M. Mirabi (Ed.), The chronically mentally ill: Research and services. New York: S.P. Medical & Scientific Books.

Paul, G.L. (Ed.). (1986). Principles and methods to support cost-effective quality operations: Assessment in residential treatment settings (Part 1). Champaign, IL: Research Press.

Paul, G.L. (Ed.). (1987). Ohservational assessment instrumentation for service and research: The Time-Sample Behavioral Checklist for assessment in residential settings (Part 2). Champaign, IL: Research Press.

Paul, G.L. (Ed.). (1988). Observational assessment instrumentation for service and research: The Staff-Resident Interaction Chronograph: Assessment in residential treatment settings (Part 3). Champaign, IL: Research Press.

Paul, G.L., & Lentz, R.J. (1977). Psychosocial treatment of chronic mental patients: Milieu vs. social learning programs. Cambridge, MA: Harvard University Press.

Paul, G.L., & Lentz, R.J. (1997). Psychosocial treatment of chronic mental patients: Milieu vs. social learning programs (2nd ed.). Cambridge, MA: Harvard University Press.

Paul, G.L., & Menditto, A.A. (1992). Effectiveness of inpatient treatment programs for mentally ill adults in public psychiatric facilities. Applied and Preventive Psychology, 1, 41-63.

Paul, G.L., Stuve, P., & Menditto, A.A. (1997). Social-learning program (with taken economy) for adult psychiatric inpatients. The Clinical Psychologist, 50, 14-17.

Paul, R.H., Lawrence, J., Williams, L.M., Richard, C.C., Cooper, N., & Gordon, E. (2005). Preliminary validity of "integneuro": a new computerized battery of neurocognitive tests. International Journal of Neuroscience, 115, 1549-1567.

Pedersen, C.B., & Mortensen, PB. (2001). Evidence of a dose-response relationship between urbanicity during upbringing and schizophrenia. Archives of General Psychiatry, 58, 1039-1046.

Phillips, W.A., & Silverstein, S.M. (2003). Impaired cognitive coordination in schizophrenia: Convergence of neurobiological and psychological perspectives. Behavioral and Brain Sciences 23, 65-138.

Phillips, W.A., & Singer, W. (1997). In search of common foundations for cortical computation. Behavioral and Brain Sciences, 20, 657-683.

Pilling, S., Bebbington, P., Kuipers, E., Garety, P., Geddes, J., Orbach, G., & Morgan, C. (2002). Psychological treatments in schizophrenia: I. Meta-analysis of family intervention and cognitive behaviour therapy. Psychological Medicine, 32, 763-782.

Policy Study Associates. (1989). Best practice study of vocational rehabilitation services to severely mentally ill persons. Washington, DC: Rehabilitation Services Administration, Department of Education.

Popp-Baier, U. (2001, September). Narrating Embodied Aims. Self-transformation in Conversion Narratives - A Psychological Analysis. Forum Qualitative Sozialforschung/Forum: Qualitative Social Research [On-line Journal], 2(3). Available at: http://www.qualitative-research.netlfqs-texte/3-Ol/3-0 lpopp-e.htm.

Posner, C.M., Wilson, K.G., Kral, M.J., Lander, S., & McIlwraith, R.D. (1992). Family psychoeducational support groups in schizophrenia. American Journal of Orthopsychiatry 62, 206-218.

Powell, T., Hill, E., Warner, L., Yeaton, W., & Silk, K. (2000). Encouraging people with mood disorders to attend a self-help group. Journal of Applied Social Psychology 30, 2270-2288.

President's New Freedom Commission on Mental Health. (July 22, 2003). President's New Freedom Commission Report on Mental Health. Retrieved November 12, 2005 from www.mentalhealthcommission.gov/reports/FinalReportldownloadslFinalReport.pdf.

Presly, AS., Grubb, AB., & Semple, D. (1982). Predictors of successful rehabilitation in long-stay patients. Acta Psychiatrica Scandinavica, 65, 83-88.

Prouteau, A., Verdoux, H., Briand, C., Lesage, A., Lalonde, P., Nicole, L., et al. E. (2004). Self-assessed cognitive dysfunction and objective performance in outpatients with schizophrenia participating in a rehabilitation program. Schizophrenia Research, 69, 85-91.

Read, J., & Argyle, N. (1999). Hallucinations, delusions, and thought disorder among adult psychiatric inpatients with a history of child abuse. Psychiatric Services, 50, 1467-72.

Read, J., Perry, B.D., Moskowitz, A., & Connally, J. (2001). The contribution of early traumatic events to schizophrenia in some patients: a traumagenic neurodevelopmental model. Psychiatry, 64, 319-345.

Read, J., van Os, J., Morrison, A., & Ross, C. (2005). Childhood trauma, psychosis and schizophrenia: A literature review and clinical implications. Acta Psychiatrica Scandinavica, 112, 330-350.

Rector, N.A., & Beck, A.T. (2001). Cognitive behavioral therapy for schizophrenia: An empirical review. Journal of Nervous and Mental Disease, 189, 278-87.

Reeder, C., Newton, E., Frangou, S., & Wykes, 1. (2004). Which executive skills should we target to affect social functioning and symptom change? A study of a cognitive remediation therapy program. Schizophrenia Bulletin, 30, 87-100.

Rifkin, A., Quitkin, F., Kane, J., Klein, D.F., & Ross, D. (1979). The effect of fluphenazine upon social and vocational functioning in remitted schizophrenics. Biological Psychiatry, 14, 499-508.

Roe, D. (2001). Progressing from patienthood to personhood across the multidimensional outcomes in schizophrenia and related disorders. Journal of Nervous and Mental Disease, 189, 691-699.

Roe, D. (2003). A prospective study on the relationship between self-esteem and functioning during the first year after being hospitalized for psychosis. Journal of Nervous and Mental Disease, 191, 45-49.

Rosner, R.I., Lyddon, W.J., & Freeman, A. (2004). Cognitive therapy and dreams: An introduction. In RI. Rosner, W.J. Lyddon, & A. Freeman (Eds.), Cognitive therapy and dreams (pp. 3-8). New York: Springer Publishing Company.

Rupp, A., & Keith, S.J. (1993). The costs of schizophrenia: Assessing the burden. Psychiatric Clinics of North America, 16, 413-423.

Sartorius, N., Jablensky, A, & Shapiro, R. (1977). Two-year follow-up of the patients included in the WHO International Pilot Study of Schizophrenia. Psychological Medicine, 7, 529-541.

Sanderson, T.L., Best, J.J.K., Doody, G.A., Cunningham Owens, D.C., & Johnstone, E.C. (1999). Neuroanatomy of comorbid schizophrenia and learning disability: A controlled study. The Lancet, 354, 1867-1871.

Sass, L.A. (1992). Madness and modernism. Cambridge, MA: Harvard University Press.

Sass, L.A., & Parnas, J. (2003). Schizophrenia, consciousness, and the self. Schizophrenia Bulletin, 29, 427-444.

Saunders, S.M., & Lueger, R.J. (2005). Evaluation of psychotherapy. In B.J. Sadock & V.A. Sadock (Eds.), Kaplan & Sadocks comprehensive textbook of psychiatry (8th Ed.) (pp. 2662-2669). New York: Lippincott, Williams, & Wilkins.

Schenkel, L.S., Spaulding, W.D., DiLillo, D., & Silverstein, S.M. (2005). Histories of childhood maltreatment in schizophrenia: Relationships with premorbid functioning, symptomatology, and cognitive deficits. Schizophrenia Research, 76, 273-286.

Schretlen, D., Jayaram, C., Maki, P., Park, K., Abebe, S., & DiCarlo. M. (2000). Demographic, clinical, and neurocognitive correlates of everyday functional impairment in severe mental illness. Journal of Abnormal Psychology, 109, 134-138.

Shaner, A., Eckman, T., Roberts, L.J., & Fuller, T. (2003). Feasibility of a skills training approach to reduce substance dependence among individuals with schizophrenia. Psychiatric Services, 54, 1287-1289.

Shaw, J.A. (2000). Narcissism as a motivational structure: The problem of personal significance. Psychiatry, 63, 219-230.

Siddle, R., & Kingdon, D. (2000). The management of schizophrenia: Cognitive behavioural therapy. British Journal of Community Nursing, 5, 20-25.

Silverstein, S.M. (1988). A study of religious conversion in North America. Genetic, Social, and General Psychology Monographs, 114, 261-305.

Silverstein, S.M. (1997). Information processing, social cognition, and psychiatric rehabilitation of schizophrenia. Psychiatry, 60, 327-340.

Silverstein, S.M. (2000). Psychiatric Rehabilitation of Schizophrenia: Unresolved issues, current trends and future Directions. Applied and Preventive Psychology, 9, 227-248.

Silverstein, S.M. (in press). Integration of Jungian and self-psychological perspectives within cognitive behavior therapy for a young man with a fixed religious delusion. Clinical Case Studies.

Silverstein, S.M., Bakshi, S., Chapman, R.M., & Nowlis, C. (1998a). Perceptual organisation of configural and nonconfigural visual stimuli in schizophrenia: Effects of repeated exposure. Cognitive Neuropsychiotry, 3, 209-223.

Silverstein, S.M., Hatashita-Wong, M., Solak, B.A., Uhlhaas, P., Landa, Y., Wilkniss, S.M., et al. (2005a). Effectiveness of a two-phase cognitive rehabilitation intervention for severely impaired schizophrenia patients. Psychological Medicine, 35, 829-837.

Silverstein, S.M., Hitzel, H., & Schenkel, L. (1998c). Cognitive barriers to rehabilitation readiness: Strategies for identification and intervention. Psychiatric Services, 49, 34-36.

Silverstein, S.M., Kovhcs, I., Corry, R., & Valone, C. (2000). Perceptual organization, the disorganization syndrome, and context processing in chronic schizophrenia. Schizophrenia Research, 43, 11-20.

Silverstein, S.M., Light, G.A., & Palumbo, D.R. (1998e). The Sustained Attentionlest: A measure of cognitive dysfunction. Computers in Human Behavior, 14, 463-475.

Silverstein. S.M., Matteson, S., & Knight, R.A. (1996). Reduced top-down influence in auditory perceptual organization in schizophrenia. Journal of Abnormal Psychology, 105, 663-667.

Silverstein, S.M., Menditto, A., & Stuve, P. (2001). Shaping attention span: An operant condition procedure for improving neurocognitive functioning in schizophrenia. Schizophrenia Bulletin, 27, 247-257.

Silverstein, S.M., Osborn, L.M., & Palumbo, D.R. (1998d). Rey-Osterreith Complex Figure Test performance in acute, chronic, and outpatient schizophrenia patients. Journal of Clinical Psychology, 54, 985-994.

Silverstein, S.M., & Palumbo, D.R. (1995). Nonverbal perceptual organization output disability and schizophrenia spectrum symptomatology. Psychiatry 58, 66-81.

Silverstein, S.M., Pierce, D.L., Saytes, M., Hems, L., Schenkel, L., & Streaker, N. (1998b). Behavioral treatment of attentional dysfunction in chronic, treatment-refractory schizophrenia. Psychiatric Quarterly 69, 95-105.

Silverstein, S.M., Stuve, P, & Menditto, A.A. (1999). Shaping procedures as cognitive retraining techniques in individuals with severe and persistent mental illness. Psychiatric Rehabilitation Skills, 3, 59-76.

Silverstein, S.M., Valone, C., Jewell, T.C., Corry, R., Nghiem, K., Saytes, M., & Potrude, S. (1999). Integrating shaping and skills training techniques in the treatment of chronic, treatment-refractory individuals with schizophrenia. Psychiatric Rehabilitation Skills, 3, 41-58.

Silverstein, S.M., Wallace, C.J., & Schenkel, L.S. (2005b). The Micro-Module Learning Tests: Work sample assessments of responsiveness to skills training interventions. Schizophrenia Bulletin, 31, 73-83.

Silverstein, SM., & Wilkoiss, S.M. (2004). The future of cognitive rehabilitation of schizophrenia.

Schizophrenia Bulletin, 30, 679-692.

Simmers, A.J., & Bex, P.J. (2001). Deficit of visual contour integration in dyslexia. Investigative Ophthalmology and Visual Science, 42, 2737-2742.

Smith, G.R.. Manderscheid, R.W., Flynn, L.M., & Steinwachs, D.M. (1997). Principles for assessment of patient outcomes in mental health care. Psychiatric Services, 48, 1033-1036.

Smith, T.E., Hull, J.W., MacKain, S.J., Wallace, C.J., Rattenni, L.A., Goodman, M., Anthony, D.T., & Kentros, M.K. (1996). Training hospitalized patients with schizophrenia in community reintegration skills. Psychiatric Services, 47, 1099-1103.

Spaulding, W.D., Fleming, 5K., Reed, D., Sullivan, M., Storzbach, D., & Lam, M. (1999a). Cognitive functioning in schizophrenia: Implications for psychiatric rehabilitation. Schizophrenia Bulletin, 25, 275-289.

Spaulding, W.D., Reed, D., Sullivan, M., Richardson, C., & Weiler, M. (1999b). Effects of cognitive treatment in psychiatric rehabilitation. Schizophrenia Bulletin, 25, 657-676.

Spaulding, W.D., Storms, L., Goodrich, V., & Sullivan, M. (1986). Applications of experimental psychopathology in psychiatric rehabilitation. Schizophrenia Bulletin, 12, 560-577.

Spaulding, W., Sullivan, M., & Poland, J. (2003) Treatment and rehabilitation of severe mental illness. New York: Guilford.

Stein, L.I., & Test, M.A. (1980). An alternative to mental health treatment. I: Conceptual model, treatment program, and clinical evaluation. Archives of General Psychiatry, 37, 392-397.

Stip, E., Caron, J., Renaud, S., Pampoulova, T., & Lecomte, Y. (2003). Exploring cognitive complaints in schizophrenia: the subjective scale to investigate cognition in schizophrenia. Comprehensive Psychiatry, 44, 331-340.

Stratta, P, Mancini, F., Mattei, M., Casachia, M., & Rossi, A. (1994). Information processing strategy to remediate Wisconsin Card Sorting Test performance in schizophrenia: A pilot study. American Journal of Psychiatry 151, 915-918.

Strauss, J., & Carpenter, W. (1977). The treatment of acute schizophrenia without drugs: An investigation of some current assumptions. American Journal of Psychiatry, 134, 14-20.

Stuve, P.R., & Menditto, A.A. (1999). State hospitals in the new millennium: Rehabilitating the "not ready for rehab players." In H.R. Lamb (Series Ed.) & W. Spaulding (Vol. Ed.), New directions for mental health services: No. 84. The state hospital in the 21st century (pp. 35-46). San Francisco: Jossey-Bass Publishers.

Substance Abuse and Mental Health Services Administration (SAMHSA). (2004) Evidence-Based Practices: Shaping Mental Health Services Toward Recovery. Available at http://mentalhealth.samhsa.gov/cmhsIcommunitysupportItoolkits.

Summerfelt, A.T., Alphs, L.D., Wagman, A.M.I., Funderburk, F.R., Hierholzer, R.M., & Strauss, M.E. (1991a). Reduction of perseverative errors in patients with schizophrenia using monetary feedback. Journal of Abnormal Psychology, 100, 613-616.

Summerfelt, A.T., Alphs, L.D., Funderburk, F.R., Strauss, M.E., & Wagman, A.M. (1991b). Impaired Wisconsin Card Sort performance in schizophrenia may reflect motivation deficits (letter). American Journal of Psychiatry, 151, 915-918.

Temple, S., & Ho, B.C. (2005). Cognitive therapy for persistent psychosis in schizophrenia: a case-controlled clinical trial. Schizophrenia Research, 74, 195-199.

Test, M.A., & Stein, L.I. (1976). Practical guidelines for the community treatment of markedly impaired patients. Communiry Mental Health Journal, 12, 72-82.

Tibbo, P., & Warneke, L. (1999). Obsessive-compulsive disorder in schizophrenia: Epidemiologic and biologic overlap. Journal of Psychiatry and Neuroscience, 24, 15-24.

Tienari, P., Wynne, L.C., Sorri, A., Lahti, I., Laksy, K., Moring, J., Naarala, M., Nieminen, P., & Wahlberg, K.E. (2004). Genotype-environment interaction in schizophrenia-spectrum disorder. Long-term follow-up study of Finnish adoptees. British Journal of Psychiatry. 184, 216-22.

Tsuang, M.T., Woolson, R.F., & Fleming, J.A. (1979). Long-term outcome of major psychoses. I. Schizophrenia and affective disorders compared with psychiatrically symptom-free surgical conditions. Archives of General Psychiatry 36, 1295-1301.

Uhlhaas, P.J., & Silverstein, S.M. (2005). Perceptual organization in schizophrenia spectrum disorders: Empirical research and theoretical implications. Psychological Bulletin, 131, 618-632.

van Der Gaag, M. (1992). The results of cognitive training in schizophrenic patients. Delft, The Netherlands: Eburon Publishers.

van Os, J., Castle, D.J., Takei, N., Der G., & Murray, R.M. (1996). Psychotic illness in ethnic minorities: clarification from the 1991 census. Psychological Medicine, 26, 203-208.

Velligan, D.I., & Bow-Thomas, C.C. (2000). Two case studies of cognitive adaptation training for outpatients with schizophrenia. Psychiatric Services, 51, 25-29.

Velligan, D.I., Lam, F., Ereshefsky, L., & Miller, A.L. (2003). Psychopharmacology: Perspectives on medication adherence and atypical antipsychotic medications. Psychiatric Services, 54, 665-667.

Velligan, D.I., Prihoda, T.J., Ritch, J.L., Maples, N., Bow-Thomas, C.C., & Dassori, A. (2002). A randomized single-blind pilot study of compensatory strategies in schizophrenia outpatients. Schizophrenia Bulletin, 28, 283-292.

Ventura, J., Lukoff, D., Nuechterlein, K.H., Green, M.F., & Shaner, A. (1993). Manual for the Expanded Brief Psychiatric Rating Scale. International Journal of Methods In Psychiatric Research, 3, 221-224.

Vidyasagar, T.R. (2001). From attentional gating in macaque primary visual cortex to dyslexia in humans. Progress in Brain Research, 134, 297-312.

Vollema, M., Guertsen, C., & Van Voorst, A. (1995). Durable improvements in Wisconsin Card Sort Test performance in schizophrenic patients. Schizophrenia Research, 16, 209-215.

Walker, E.F. (1994). Developmentally moderated expressions of the neuropathology underlying schizophrenia. Schizophrenia Bulletin, 20, 453-80.

Walker, E.F., & Diforio, D. (1997). Schizophrenia: A neural diathesis-stress model. Psychological Review 104, 667-685.

Wallace, C.J., Lecomte, T.B., Wilde, M.S., & Liberman, R.P. (2001). A consumer-centered assessment for planning individualized treatment and evaluating program outcomes. Schizophrenia Research, 66, 59-70.

Wallace, C.J., & Liberman, R.P. (1985). Social skills training for patients with schizophrenia: A controlled clinical trial. Psychiatry Research, 15, 239-247.

7. 文献

Wallace, C.J., Liberman, R.P., Kopelowicz, A., & Yaeger, D. (2000). Psychiatric rehabilitation. In N. Andreasen & G.O. Gabbard (Eds.), Treatment of psychiatric disorders: The DSM-IV edition. Washington, DC: American Psychiatric Press.

Wallace, C.J., Liberman, R.P., MacKain, S.J., Blackwell, G., & Eckman, T.A. (1992). Effectiveness and replicability of modules for teaching social and instrumental skills to the severely mentally ill. American Journal of Psychiatry, 149, 654-658.

Wallace, C.J., & Tauber, R. (2004). Supplementing supported employment with workplace skills training. Psychiatric Services, 55, 513-515.

Wallace, C.J., Tauber, R., & Wilde, J. (1999). Teaching fundamental workplace skills to persons with serious mental illness. Psychiatric Services, 50, 1147-1149, 1153.

Wexler, B.E., & Bell, M.D. (2005). Cognitive remediation and vocational rehabilitation for schizophrenia. Schizophrenia Bulletin, 31, 931-941.

Wexler, B., Hawkins, K., Rounsaville, B., Anderson, M., Semyak, M., & Green, M. (1997). Normal cognitive performance after extended practice in patients with schizophrenia. Schizophrenia Research, 26, 173-180.

Whitehorn, D., Richard, J.C., & Kopala, L.C. (2004). Hospitalization in the first year of treatment for schizophrenia. Canadian Journal of Psychiatry 49, 635-638.

Wilkniss, S.M., Hunter, R.H., & Silverstein, S.M.. (2004). Traitementmultimodal de l'agressivité et de la violence chez des personnes souffrant de psychose [Multimodal treatment of aggression and violence in individuals with psychosis]. Santé Mentale au Quebec, 29, 143-174.

Williams, L.M., Grieve, S.M., Whitford, T.J., Clark, C.R., Gur, R.C., Goldberg, E., & Flor-Henry, P. (2005). Neural synchrony and gray matter variation in human males and females: An integration of 40 Hz gamma synchrony and MRI measures. Journal of integrative Neuroscience, 77-93.

Wilson, B.A. (1997). Cognitive rehabilitation: How it is and how it might be. Journal of the International Neuropsvchological Sociery, 3, 487-496.

Wolwer, W., Frommann, N., Halfmann, S., Piaszek, A., Streit, M., & Gaebel, W. (2005). Remediation of impairments in facial affect recognition in schizophrenia: Efficacy and specificity of a new training program. Schizophrenia Research, 80, 295-303.

World Health Organization. (1992). The lCD-JO Classification of Mental and Behavioural Disorders. Geneva: Author.

Wu, E.Q., Birnbaum, H.G., Shi, L., Ball, D.E., Kessler, R.C., Moulis, M., & Aggarwal, J. (2005). The economic burden of schizophrenia in the United States in 2002. Journal of Clinical Psychiatry, 66, 1122-1129.

Wykes, T., Reeder, C., Corner, J., Williams, C., & Everitt, B. (1999). The effects of neurocognitive remediation on executive processing in patients with schizophrenia. Schizophrenia Bulletin, 25, 291-307.

Wykes, T., Reeder, C., Williams, C., Corner, J., Rice, C., & Everitt, B. (2003). Are the effects of cognitive remediation therapy (CR1) durable? Results from an exploratory trial in schizophrenia. Schizophrenia Research, 61, 163-174.

Ylvisaker, M., Jacobs, H.E., & Feeney, T. (2003). Positive supports for people who experience behavioral and cognitive disability after brain injury: A review. Journal of Head Trauma Rehabilitation, 18, 7-32.

Yolken, R.H., Bachmann, S., Rouslanova, I., Lillehoj, E., Ford, G., Torrey, E.F., & Schroeder, J. (2001). Antibodies to Toxoplasmosis gondii in individuals with first-episode schizophrenia. Clinical Infectious Disease, 32, 842-844.

Young, J.L., Spitz, R.T., Hillbrand, M., & Daneri, G. (1999). Medication adherence failure in schizophrenia: a forensic review of rates, reasons, treatments, and prospects. Journal of the American Academy of Psychiatry and The Law, 27, 426-444.

Zygmunt, A., Olfson, M., Boyer, C.A., & Mechanic, D. (2002). Interventions to improve medication adherence in schizophrenia. American Journal of Psychiatry; 159, 1653-1664.

8 付録：ツールと資料

1. トレーニング：重度精神障害者のリカバリーや良好な予後のための最上の実践のための要綱

　アメリカ心理学会の重度精神障害者についての作業チームが開発した。治療者がサービスを提供するそれぞれの状況において何が適切な介入であるか，上級の臨床訓練指導者に何が必要かを提供している。また，介入方法を開発し，それを実施し，その結果を研究している臨床家や研究者およびその方法の記載にアクセスできるようになっている。最新バージョンは http://www.apa.org/practice/grid.html.

2. 薬物乱用・精神衛生管理庁 2004 エビデンスに基づく実践：リカバリーに向けたメンタルヘルスサービスの創生

　http://mentalhealth.samhsa.gov/cmhs/communitysupportltoolkits. 薬物乱用・精神衛生管理庁（SAMHSA）のホームページのサイトの資料である。

3. シゾフレニア・ドット・コム（Schizophrenia.com）

　非営利組織のウェブコミュニティで統合失調症に関する内容のある知識，支援，教育についての情報を提供している。このウェブサイトは他のウェブサイトとリンクし多くの情報を提供している。

4. アラスカ州メンタルヘルス当事者サイト

　http://akmhcweb.org/recovery/rec.htm

5. ボストン大学精神科リハビリテーションセンター

　http://www.bu.edu/cpr/recovery

6. オハイオ州シンシナティ，ハミルトン郡メンタルヘルス局

   http://www.mhrecovery.com

7. ロサンゼルス郡メンタルヘルス協会ビレッジ統合サービス部

   http://www.village-isa.org

8. 国立リカバリー研修センター，イリノイ大学自己決定プロジェクト

   http://www.psych.uic.edu/uicnrtc

9. 全米精神疾患患者家族会（NAMI）

   http://www.nami.org

10. NAMIカリフォルニア州サンタクルーズ郡支部

    http://www.namiscc.org/Recovery

11. 国立精神保健研究所（National Institute of Mental Health）

    http://www.nimb.nih.gov

12. 全米精神保健協会（National Mental Health Association）

    http://www.nmha.org

13. アメリカ合衆国厚生省（U.S. Department of Health and Human Services）

http://www.hhs.gov

14. アダルトリカバリーネットワーク

http://adultrecoverynetwork.org/contentIce1recovery/ORBSpreads v2.pdf．このウェブサイトは重度の精神障害からの回復のための資料，例えば書物，文献，さらなる情報を得るためのウェブサイト情報，を提供している。

15. Heuristic Model（ヒューリスティックモデル）

Neuchterlein KH, Dawson ME, Gitlin M, Ventura J, Goldstein MJ, Snyder KS, Yee CM, Mintz J の論文からのモデル，次ページの図は許可を得て掲載。

論文は Developmental processes in Schizophrenic disorder: Longituidinal Studies of vulnerability and stress. Schizophrenia Bullietin, 18, 387-425 , 1992.

統合失調症の再発とその経過での、想定される心理生物学的脆弱性の因子、非特異的環境ストレス、防御因子のヒューリスティックなフレームワーク（経験則による枠組み）仮説

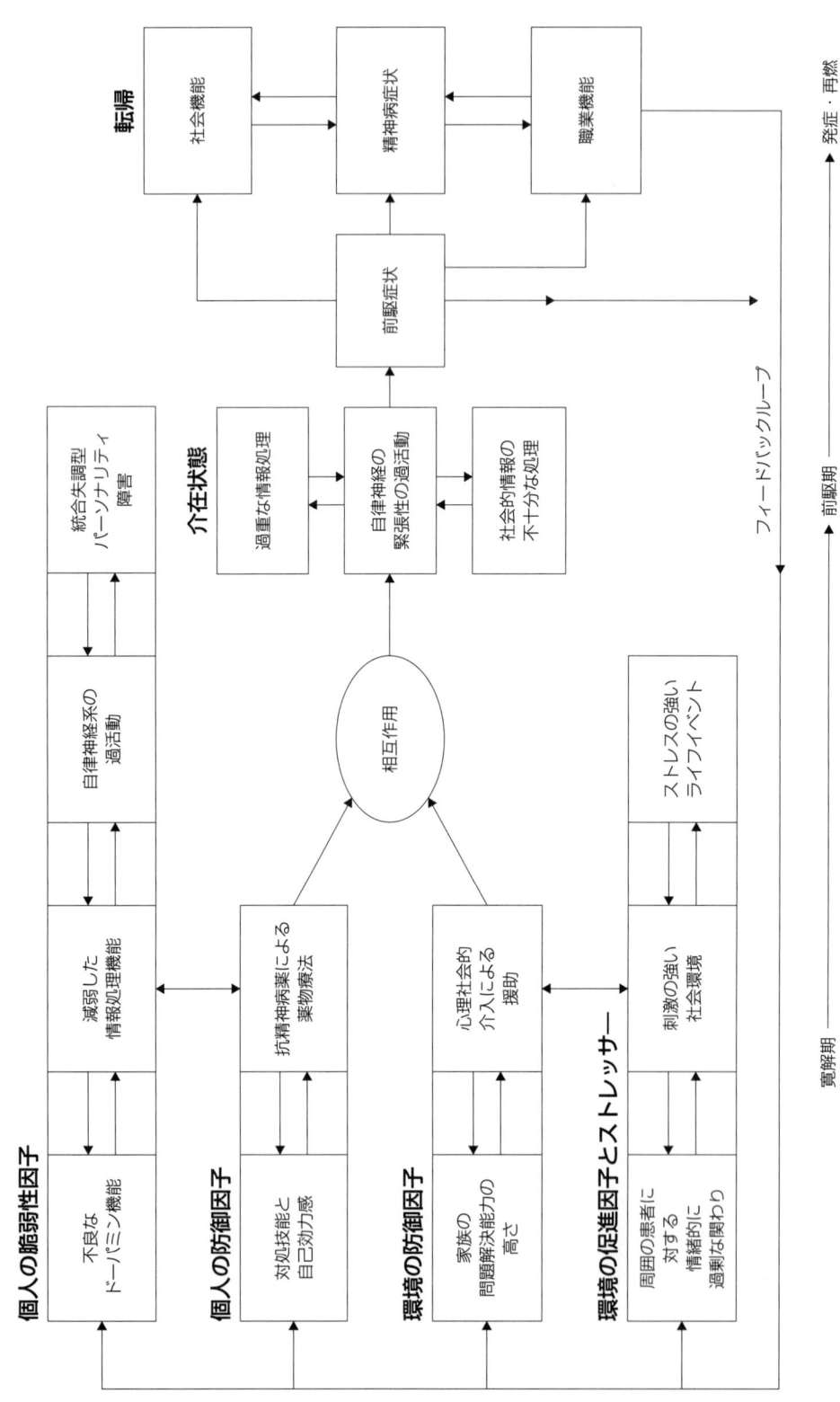

個人の脆弱性因子

- 不良なドーパミン機能
- 減弱した情報処理機能
- 自律神経系の過活動
- 統合失調型パーソナリティ障害

個人の防御因子

- 抗精神病薬による薬物療法
- 対処技能と自己効力感

環境の防御因子

- 心理社会的介入による援助
- 家族の問題解決能力の高さ

環境の促進因子とストレッサー

- 刺激の強い社会環境
- ストレスの強いライフイベント
- 周囲の患者に対する情緒的に過剰な関わり

介在状態

- 過重な情報処理
- 自律神経の緊張性の過活動
- 社会的情報の不十分な処理

相互作用

前駆症状

転帰

- 社会機能
- 精神病症状
- 職業機能

寛解期 → 前駆期 → 発症・再燃

フィードバックループ

監訳者あとがき

　いかにすれば統合失調症を抱える人々に最善の治療やサービスを届けることができるか。Silverstein, Spaulding, Menditto らはそれに答えるために本書を著している。本書の要点は次の3つにある。

　（1）科学的なエビデンスを利用することでより良い治療は実践できるのであるが，科学的なエビデンスは与えられるものだけでなく，本書の読者自らが治療についてエビデンスを作るものである。すなわち治療や介入について仮説を立てて，それぞれの仮説についてデータを収集し，その仮説を検証し，客観的に計測しうる目標に基づき，患者にとって確実に効果のある心理療法などの介入のエビデンスを作る。当然のことであるが，科学的エビデンスとは変化し続けるものであることを銘記しなくてはならない。

　（2）統合失調症は基本的には脳の疾患であるが，その脳の機能不全は，例えば児童期の虐待や思春期の大麻常用が脳の発達に影響を与えた結果も関係するなど複合した病態にあり，その結果患者は認知や技能の多面的な障害を呈している。薬物治療には限界があり，薬物治療と協働するバランスのとれた心理療法が効果がある。それゆえに心理学的介入が，患者が健全な認知や社会技能を回復するのに，また地域社会にその人なりに最大限に生きるために必須である。その心理学的介入には多職種チーム治療があり，当事者を含むメンバーの互いの理解と治療目標の設定が大切である。

　（3）リカバリーには2つがあり，1つは転帰としてのリカバリーであり，治癒を意味する。2つ目は過程としてのリカバリーである。過程としてのリカバリーが肝要で，過程としてのリカバリーは，統合失調症を通して人生の意義を再発見することの1つである，ということを意味している。本書の中では，自己変容として患者が自身が信じる自分の姿の新しいビジョンを作り出すこととされている。その過程は治療者がクライエントとともにリカバリーの物語を紡ぎ共有する行為でもある。クライエント自身が自己の生活の意味を発見して生活を有意義に送れるように援助することを共通の目標として分かち合うことが治療者にとっても最大の喜びであろう。

　不幸なことに，精神薬理学的な，心理学的な，そして社会的介入はそれぞれ相対的に孤立して発展し，歴史的にも，統合失調症をはじめとする精神疾患について，生物学的主義と心理社会的主義，病院収容主義とコミュニティケアの間の揺れ動きを繰り返してきたが，精神科リハビリテーションの発展とリカバリー概念の普及により，望ましい人間主義的な統合に向かって現在進行している。本書が初学者のみならず，経験のある専門家にも役立つことを望むものである。

2013 年 9 月
岸本年史

著者紹介

スティーヴン・M・シルヴァースタイン（Steven M. Silverstein, PhD）
　ニュージャージー大学，行動ヘルスケア・ロバートウッドジョンソン医学部，医科歯科大学統合失調症研究部長，2006年現在，アメリカ心理学会の重症精神疾患と気分障害特別についての先進専門治療（CAPP）の特別研究委員会次期委員長。

ウィリアム・D・スポルディング（William D. Spaulding, PhD）
　ネブラスカ・リンカーン大学心理学教授，重症精神疾患CAPP特別委員会委員長。

アンソニー・A・メンディット（Anthony A. Menditto, PhD）
　州立フルトン病院治療プログラム部長およびミズーリ大学医学部精神神経科臨床准教授。

監修者紹介

貝谷久宣（かいや・ひさのぶ）
1943年　名古屋生まれ。名古屋市立大学医学卒業。マックス・プランク精神医学研究所ミュンヘン留学。岐阜大学医学部神経精神医学教室助教授。自衛隊中央病院神経科部長。現医療法人和楽会理事長。NPO法人不安・抑うつ臨床研究会代表。NPO法人東京認知行動療法アカデミー事務局長。京都府立医科大学客員教授。第3回日本認知療法学会会長。第1回日本不安障害学会会長。
　主著：『パニック障害』（不安・抑うつ臨床研究会編，日本評論社），『不安障害の認知行動療法』（共編，日本評論社），『社交不安障害』（編著，新興医学出版社），『気まぐれ「うつ」病―誤解される非定型うつ病』（単著，筑摩書房），『不安恐怖症のこころ模様―パニック障害患者の心性と人間像』（講談社こころライブラリー，2008）

久保木富房（くぼき・とみふさ）
東京大学名誉教授，医療法人秀峰会　心療内科病院　楽山　名誉院長
1969年　東京大学医学部保健学科卒。1973年　東京大学医学部医学科卒。1996年　東京大学教授（医学部附属病院，心療内科）。2005年　早稲田大学　先端科学・健康医療融合研究機構　客員教授，東京大学名誉教授，医療法人秀峰会楽山　病院長。2008年　医療法人秀峰会　心療内科病院　楽山　名誉院長，現在に至る。日本不安障害学会理事長，日本ストレス学会元理事，日本うつ病学会元理事など。NPO法人東京認知行動療法アカデミー学院長
　主著：『不安症の時代』（不安・抑うつ臨床研究会編，日本評論社），『抗不安薬の選び方と使い方』（共著，新興医学出版社），『心療内科』（共編，星和書店）他多数

丹野義彦（たんの・よしひこ）
1978年，東京大学文学部心理学科卒業。1985年，群馬大学大学院医学系研究科修了。現在，東京大学大学院総合文化研究科教授。NPO法人東京認知行動療法アカデミー教務主任理事
　主著：『認知行動アプローチと臨床心理学』（単著，金剛出版，2006），『臨床認知心理学』（共編，東京大学出版会），『うつ病・パーソナリティ障害・不安障害・自閉症への対応』（共編，金子書房），『PTSD・強迫性障害・統合失調症・妄想への対応』（共編，金子書房），『認知療法・認知行動療法事例検討ワークショップ』（共著，星和書店），『臨床と性格の心理学』（共著，岩波書店），『認知行動療法100のポイント』（監訳，金剛出版）他多数。

監訳者紹介
岸本年史（きしもと・としふみ）
奈良県立医科大学教授（精神医学）
1981年奈良県立医科大学卒業，医学博士，カリフォルニア大学サンフランシスコ校留学
1996年より現職。日本精神神経学会理事，日本サイコセラピー学会理事など。
専門分野：臨床精神医学（特に統合失調症，気分障害，うつ病，認知症），神経化学，精神薬理分野
主著：『精神科研修ハンドブック　第4版』（編著，海馬書房，2013），「抗不安薬」（『専門医をめざす人の精神医学　第3版』，分担，医学書院，2011），『ステップ精神科　第2版』（監修，海馬書房，2008），「血液疾患」（『臨床精神医学講座S7・総合診療における精神医学』，分担，中山書店，2000）

訳者紹介
（奈良県立医科大学精神医学）

竹田友彦
松田康裕
上田昇太郎
北村聡一郎
井川大輔
山室和彦
中野哲志
松岡　究
松浦広樹
盛本　翼

エビデンス・ベイスト
心理療法シリーズ
Advances in Psychotherapy Evidence-Based Practice
❹ 統合失調症

2014年3月10日　印刷
2014年3月20日　発行

著　者　S・M・シルヴァースタイン，W・D・スポルディング，A・A・メンディット
監修者　貝谷久宣，久保木富房，丹野義彦
監訳者　岸本年史
発行者　立石正信
印刷／平河工業社　製本／誠製本

発行所　株式会社金剛出版
〒112-0005　東京都文京区水道1-5-16
電話 03-3815-6661　振替 00120-6-34848

ISBN978-4-7724-1304-6 C3011　　Printed in Japan©2014

http://kongoshuppan.co.jp/

エビデンス・ベイスト 心理療法 シリーズ
Advances in Psychotherapy Evidence-Based Practice

貝谷久宣,久保木富房,丹野義彦 監修

全9巻　B5判並製　平均120頁　各巻定価2,520円
続巻　②強迫性障害　⑤ADHD　⑥ギャンブル依存

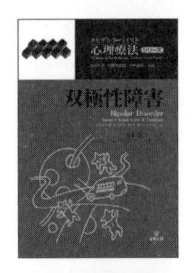

❶ 双極性障害
R・P・レイサー，L・W・トンプソン著／岡本泰昌監訳

双極性障害の治療は，長期的視点に立った治療選択をする必要がある。本書には，治療の中心となる薬物療法を補完するものとして，認知行動療法などの心理療法について，具体的な技法の解説や臨床場面での応用法などがまとめられている。

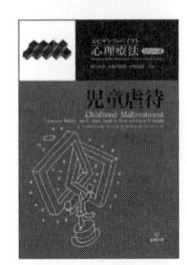

❸ 児童虐待
C・ウィカール，A・L・ミラー，D・A・ウルフ，他著／福井　至監訳

児童虐待に関する基礎から，児童虐待の影響に関する理論，そして児童虐待に関連した精神医学的障害の診断と治療，被虐待児の治療方法までをとても分かりやすく解説。巻末には児童虐待のアセスメント・ツールを収載する。

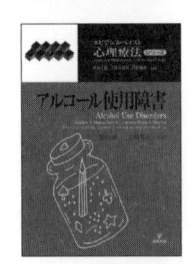

❼ アルコール使用障害
S・A・メイスト，G・J・コナーズ，他著／福居顯二，土田英人監訳

アルコール使用障害の分類や定義といった概論から始まり，理論とモデル，診断，そして治療へとテーマが展開され，それぞれがエビデンスに基づいた内容となっている。臨床家にとって有用な介入方法が数多く紹介された実践的なテキスト。

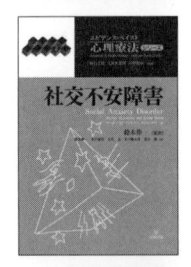

❽ 社交不安障害
M・M・アントニー，K・ロワ著／鈴木伸一監訳

診断のポイントと病態の特徴，アセスメントツールとその評価方法，治療（認知行動療法プログラム）の構成要素とそれら治療技法の選択に関わる諸要因の影響性についての解説，および症例の紹介などがコンパクトに解説されている。

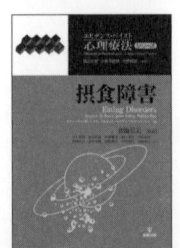

❾ 摂食障害
S・W・トイズ，J・ポリヴィ，P・ヘイ著／切池信夫監訳

神経性食思不振症（AN），神経性過食症（BN），特定不能の摂食障害（EDNOS）の疫学，診断，アセスメント，また，発症とその維持についての理論的モデルを解説し，臨床場面での認知行動療法を中心としたエビデンスに基づく治療法を提示する。

Ψ 金剛出版　〒112-0005　東京都文京区水道1-5-16　＊価格は税抜表示です
Tel. 03-3815-6661　Fax. 03-3818-6848　e-mail　kongo@kongoshuppan.co.jp

● http://kongoshuppan.co.jp/ ●

認知行動療法・薬物療法併用ガイドブック

ドナ・M・スダック著／貝谷久宣監訳

セラピストと治療薬を処方できる医師との共同治療による併用療法が効果的であるとの立場から，各精神疾患への適応のエビデンスを精査する。リサーチ法の概説と神経生物学的研究についての説明から，共同治療の長所と短所と協力体制の維持の仕方，CBTと薬物療法の統合モデルについて解説する。また，大うつ病，双極性障害，不安障害，統合失調症，摂食障害，境界性パーソナリティ障害，物質乱用・依存といった各種疾患の症例ごとに併用療法の適応を詳説。さらに妊娠・出産・授乳期の併用療法にも触れる。

臨床の第一線で活躍する医師，心理士，看護師などの医療スタッフの指導書として重宝なガイドブックとなるであろう。　　　　A5判並製　270頁　3,800円

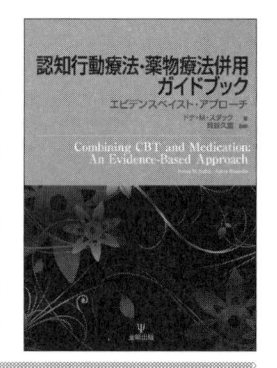

統合失調症の認知機能改善療法

ティル・ワイクス，クレア・リーダー著／松井三枝監訳

統合失調症者の日常生活や就労・就学において必要なのは，一人ひとり固有の希望を実現していくための応用力の改善である。

認知機能改善療法（Cognitive Remediation Therapy : CRT）はメタ認知に注目し，個別状況をこえて生活スキルを改善する（スキルの転移）ための包括的なリハビリテーションプログラムであり，良好な治療関係の中で自己効力感と自尊心を回復する心理療法である。さらに認知機能の改善は他のリハビリテーションプログラムの効果と効率にも大きな影響を与える。認知機能とその障害に関する研究を網羅し，改善のための理論モデルと臨床の原則を提示する本書は，メンタルヘルス・サービス従事者にこの新しい領域の詳細な見取り図を与えるだろう。　　　A5判上製　350頁　5,000円

リカバリー　希望をもたらすエンパワーメントモデル

カタナ・ブラウン著／坂本明子監訳

精神疾患からの「リカバリー」とは，疾患を経験する前の状態に戻ることではなく，困難な中にも夢や希望を携え実現し，人生の舵をとる新たな自分に変化することである。

本書は，精神障害者の当事者運動のなかで発生し，今や世界中の精神医療福祉政策にインパクトをあたえ続けている「リカバリー」の概念について，パトリシア・ディーガン，メアリー・エレン・コープランドら先駆者の議論や，ストレングスモデルで名高いカンザス大学の作業療法士（OT）たちの実践を集めた論集である。

精神障害者が「ユニークな自分」を取り戻すための「希望の支援」を一望するガイドブック。　　　　　　　　　　　　　　　A5判並製　240頁　3,000円

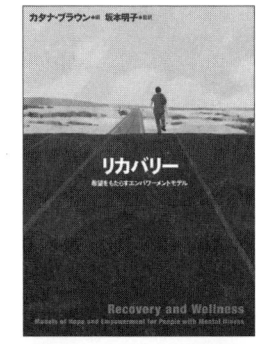

Ψ 金剛出版　〒112-0005　東京都文京区水道1-5-16　　　＊価格は税抜表示です
　　　　　　Tel. 03-3815-6661　Fax. 03-3818-6848　e-mail　kongo@kongoshuppan.co.jp

http://kongoshuppan.co.jp/

精神疾患診断のエッセンス
DSM-5の上手な使い方

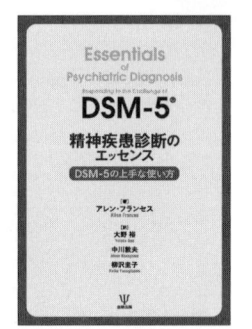

アレン・フランセス著／大野　裕，中川敦夫，柳沢圭子訳

DSM-5に定義された診断基準は臨床において非常に役立つものであるが，バイブルのように使うのではなく，患者の役に立つように柔軟に活用していくことが必要になる。本書では各疾患の本質を捉えやすくするために診断典型例を挙げ，より記憶に留められるような工夫がなされている。典型症例の記述に続いて，筆者が長年にわたり行ってきた診療，若手医師への指導内容，そしてDSM-Ⅲ，DSM-Ⅲ-R，DSM-Ⅳの作成にかかわってきた経験を踏まえ，包括的な鑑別診断を示し，除外すべき状態や「各診断のコツ」も明示している。

四六判並製　250頁　3,200円

新訂 統合失調症とのつきあい方

野坂達志著　セラピストでありソーシャルワーカーである著者が，統合失調症者への面接テクニックのノウハウを公開し，対人援助職の仕事術をわかりやすく述べた実践的な臨床指導書。　2,800円

自殺の危険［第3版］

高橋祥友著　自殺の危険を評価するための正確な知識と自殺企図患者への面接技術の要諦を多くの症例を交えて解説した画期的な大著。最新の知見を書き下ろし内容を大幅に書き改めた。　5,800円

ストレス軽減ワークブック

J・S・アブラモウィッツ著／高橋祥友監訳　CBTやSST，アサーション，リラクセーション，マインドフルネス瞑想の技法を活用した，最強の"ストレスマネジメントプログラム"。　3,600円

研修医・コメディカルのための
精神疾患の薬物療法講義

功刀浩編著　薬を知るならこの一冊！　名精神科医がやさしくしっかり教える，精神科医療従事者必携の精神科治療薬パーフェクトガイド！　3,600円

まんが サイコセラピーのお話

物語：P・ペリー／絵：J・グラート／鈴木龍監修／酒井祥子，清水めぐみ訳　心理療法ってどんな話をするの？　どのように進んでいくの？　そのすべてをマンガで表現した入門書。　2,400円

組織のストレスとコンサルテーション

A・オブホルツァー他編／武井麻子監訳　支援者への支援が求められている状況を個人の病理や脆弱性だけではなく，組織のもつ問題と捉え解決することを目指す。　4,200円

ストレングスモデル［第3版］

C・A・ラップ，R・J・ゴスチャ著／田中英樹監訳　豊富な支援事例に，ストレングスアセスメントおよび現場の教育的指導技術を大幅増補した「ストレングスモデル」第3版。　4,600円

不安に悩まないためのワークブック

D・A・クラーク，A・T・ベック著／坂野雄二監訳　不安を恐れることなく，合理的に対処していくための生活の工夫を，認知行動療法に基づいてワークブック形式で伝授する。　3,600円

コミュニティ支援、べてる式。

向谷地生良，小林茂編著　医療中心主義を転覆させた「べてるの地域主義」が実現した希望へと降りてゆく共生の技法と当事者・支援者・町民総出の「地域まるごと当事者研究」！　2,600円

心理療法家の言葉の技術［第2版］

P・L・ワクテル著／杉原保史訳　心理療法家によってプログラムされた言葉が，中断・停滞・悪循環に陥った心理面接を好転させる。名著の第2版，待望の刊行！　5,800円

Ψ 金剛出版　〒112-0005　東京都文京区水道1-5-16　＊価格は税抜表示です
Tel. 03-3815-6661　Fax. 03-3818-6848　e-mail　kongo@kongoshuppan.co.jp